『そらまめ通信』の腎臓病ごはん

患者さんいちおし

監修 ● NPO法人 腎臓サポート協会

女子栄養大学出版部

『そらまめ通信』の腎臓ごはん

目次

- 2　目次
- 4　はじめに/本書の使い方
- 6　腎臓病の食事の3つのポイント
- 8　標準計量カップ・スプーンによる重量一覧

1章　春夏秋冬の献立

春の献立

- 10　春の献立 ❶
  - 主菜 初ガツオと竹の子とふきの炊き合わせ
  - 副菜 竹の子のケチャップ煮
  - 主食 竹の子の炊き込みごはん
- 13　春の献立 ❷
  - 主菜&主食 サンドイッチ3種
  - 副菜 コーンクリームスープ
  - デザート みかん
- 17　春の献立 ❸
  - 主菜 タイかぶと煮
  - 副菜 オニオンリング&フライドトマト
  - 主食 豆ごはん

夏の献立

- 20　夏の献立 ❶
  - 主菜 ゴーヤーチャンプルー
  - 副菜 生春巻き
  - 主食 ごはん
  - デザート 杏仁豆腐
- 23　夏の献立 ❷
  - 主菜 肉団子の酢豚風
  - 副菜 小松菜のナムル
  - 主食 ごはん
  - デザート ヨーグルトムース
- 26　夏の献立 ❸
  - 主菜 アジの南蛮漬け
  - 副菜 夏野菜のトースター焼き
  - 主食 ごはん
- 29　夏の献立 ❹
  - 主菜 カツオのカルパッチョ
  - 副菜 夏野菜のラタトゥイユ
  - 主食 ガーリックトースト

秋の献立

- 32　秋の献立 ❶
  - 主菜 鶏肉の照り焼き
  - 副菜 きのこのソテー
  - 副菜 かぼちゃのオイル焼き
  - 主食 ごはん

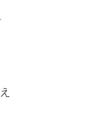

- 35　秋の献立 ❷
  - 主菜 サンマの梅干し煮
  - 主食 きのこの炊き込みごはん
  - デザート みたらし団子
- 38　秋の献立 ❸
  - 主菜 サバのカレームニエル
  - 副菜 ブロッコリーのおかかあえ
  - 副菜 柿なます
  - 主食 ごはん
- 41　秋の献立 ❹
  - 主菜 海鮮八宝菜
  - 副菜 ピーマンとじゃが芋の酢の物
  - 主食 ごはん
  - デザート 洋梨の赤ワイン煮

冬の献立

- 44　冬の献立 ❶
  - 主菜 シーフードホワイトシチュー
  - 副菜 シーザーサラダ
  - 主食 ごはん
  - デザート カップケーキ
- 47　冬の献立 ❷
  - 主菜 串カツ風
  - 副菜 冬野菜のしのだ巻き
  - 主食 ごはん
  - デザート しょうが湯
- 50　冬の献立 ❸
  - 主菜 牛肉八幡巻き
  - 主菜 お煮しめ
  - 副菜 菊花かぶら
  - 主食 ごはん

2章 低たんぱくごはん＆めん類の献立

低たんぱくごはんの献立

- 54 低たんぱくごはんの献立 ❶
  - 主菜&主食 手巻きずし6種
  - 副菜 葉ねぎのぬた
  - デザート いちごの粉砂糖がけ
- 57 低たんぱくごはんの献立 ❷
  - 主菜&主食 カレーチャーハン
  - 副菜 ミモザサラダ
  - デザート フルーツヨーグルト
- 60 低たんぱくごはんの献立 ❸
  - 主菜&主食 親子丼
  - 副菜 グリーンアスパラガスのおかかあえ
  - デザート ところてん
- 63 低たんぱくごはんの献立 ❹
  - 主菜&主食 飾りいなりずし2種
  - 主菜 マグロの山かけ
  - 副菜 青梗菜のお浸し
- 66 低たんぱくごはんの献立 ❺
  - 主菜&主食 サーモンと卵の押しずし
  - 副菜 ほうれん草と枝豆のピーナッツ白あえ
  - デザート くずまんじゅう
- 69 低たんぱくごはんの献立 ❻
  - 主菜&主食 キーマカレー
  - 副菜 ほうれん草と温泉卵のオーロラソースがけ
  - デザート ホワイトゼリー
- 72 低たんぱくごはんの献立 ❼
  - 主菜&主食 マグロづけ丼
  - 副菜 茶わん蒸し
  - 副菜 ふろふき大根

低たんぱくめん類の献立

- 75 低たんぱくそうめんの献立 ❶
  - 主菜&主食 ベトナム風冷めん（フォー）
  - 副菜 にらたま
  - デザート 黒ごまババロア
- 78 低たんぱくうどんの献立 ❶
  - 主菜&主食 冷やしうどん
  - 副菜 かき揚げ2種
  - デザート あんみつ すいか添え
- 81 低たんぱくパスタの献立 ❶
  - 主菜 ビーフシチュー
  - 主食 玉ねぎとハムのバジルパスタ
  - デザート りんごのコンポート
- 84 低たんぱくパスタの献立 ❷
  - 主菜&主食 春野菜とツナのパスタ
  - 副菜 新じゃがのカレー風味素揚げ
  - デザート いちごヨーグルト

3章 単品レシピ集

- 88 主菜
  - 肉じゃが
- 89 ピーマンとしいたけの肉詰め
- 90 ギョーザ3種
- 92 サケのムニエル
- 93 すき焼き
- 94 筑前煮
- 95 牛肉の野菜巻き
- 96 麻婆豆腐
- 97 天ぷら（アナゴ、野菜3種）
- 98 サバ立田揚げのみぞれ煮
- 99 タラのトマトソース煮
- 100 新じゃがと葉ねぎのオムレツ
- 101 副菜
  - ポテトサラダ／大根サラダ
- 102 豆苗のごまあえ／野菜とホタテのスープ煮
- 103 さやいんげんとエリンギのソテー／うどの梅肉サラダ
- 104 冷ややっこ 梅じそ風味／ゆず大根
- 105 卵豆腐2種
- 106 主食
  - オムライス
- 107 なべ焼きうどん
- 108 ちらしずし
- 109 デザート
  - バナナアイスキャンディ／サイダーかん
- 110 3色ぼたもち
- 111 【コラム】たんぱく質調整食品をじょうずにとり入れて

- 112 栄養価一覧
- 116 さくいん（たんぱく質量別・食塩相当量別）

はじめに

うまく食事療法ができないかたへ

　腎臓病の食事といっても、保存期のかた、血液透析のかた、腹膜透析のかた、それぞれ注意しなくてはならないポイントが異なります。性別や年齢、体格、またその人の病期や生活によってもさまざまなので、うまく食事療法ができないという人も大勢いらっしゃるようです。

　そこで本書では、医師から指示された食事制限に合わせて自分にぴったりのレシピを選ぶことができるよう、会報誌『そらまめ通信』に掲載した情報にプラスして、巻末に全メニューの栄養価一覧、たんぱく質量別や食塩相当量別のさくいんを設けました。これを使えば、腎臓が悪いとはいわれていないけれど高血圧で塩分制限をしたほうがよいかたや、健康的な生活を心がけて塩分を制限したいと思っているかたにもお役に立つことと思います。

透析までの期間が延びる

　今やわが国の透析人口は32万人を超え、医療経済の面からも問題視されるようになってきました。

　食事に気をつけ、『そらまめ通信』のレシピを忠実に実行しているかたは、慢性腎臓病になっても充実した生活を送っておられ、透析導入を先延ばししていることが、当協会のアンケート結果から明らかになっています。

　本書が慢性腎臓病に悩むかたの福音となり、高血圧をはじめとした生活習慣病の改善のヒントになることをせつに願っています。

NPO法人 腎臓サポート協会理事長
松村満美子

NPO法人 腎臓サポート協会とは

2001年に、慢性腎臓病のかたとそのご家族をサポートするために設立されたNPO法人です。

慢性腎臓病になっても生活の質（QOL）を保ち、少しでも透析導入を遅らせることができるようにと、年6回の「そらまめ通信」の発行、WEBでの情報発信、セミナー開催などを行なっています。

おもな活動

◆ 会報『そらまめ通信』の発行（年6回）

◆ 「腎臓病なんでもサイト」の運営
http://www.kidneydirections.ne.jp/

◆ 健康相談（会員のみ）

◆ 腎臓病や治療に関する情報サービス

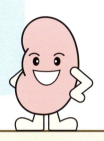

この本ではぼくの分身が**腎臓を守る食事を**アドバイスするよ

本書の使い方

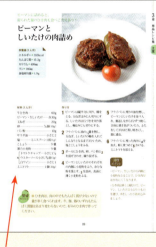

献立ごとの栄養成分を表示
1食分のエネルギー、たんぱく質、カリウム、リン、食塩相当量を表示しています。

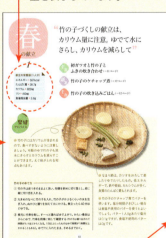

腎健アドバイス
慢性腎臓病のかた向けに、食材の選び方や調理方法のくふうなどを記載しています。

料理ごとの栄養成分を表示
1人分のエネルギー、たんぱく質、カリウム、リン、食塩相当量を表示しています。

調理ポイント
おいしく作るための調理上のくふうやポイントを記載しています。

- 食品の重量は、特に表記がない場合はすべて正味重量（皮、骨、殻、芯、種など、食べない部分を除いた重量）です。
- 材料の計量は、標準計量カップ・スプーン（8ページ参照）を使用しました。
- 塩は「小さじ1=6g」のものを使用しました。
- フライパンはフッ素樹脂加工のものを使用しました。火加減は、特に記載がない場合は「中火」です。
- 電子レンジは600Wのものを使用しました。

腎臓病の食事の

大きく3つのポイントを守ればだいじょうぶ。

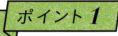 ポイント1

減塩しましょう

なぜ減塩が必要なの？

1日の食塩相当量の目安は男性8.0g未満、女性7.0g未満。慢性腎臓病の人は6.0g未満に制限されることもあります。

腎機能が低下すると塩分の排泄がうまくいかなくなり、高血圧やむくみを招きます。高血圧は腎臓に負担をかけ、さらに腎機能が低下する原因に。そのため、減塩が重要になります。

減塩の基本は"きちんと計量すること"

減塩の方法は、料理の味つけが濃くならないようにくふうする、塩分が多く含まれる食品（ハムやベーコン、ちくわ、かまぼこなどの加工食品、漬物、干物など）は控える、めんは汁まで飲まないようにする、などがあります（下記）。

また、調理のさいは目分量で調味料を加えるのではなく、きちんと計量して加えることが重要になります（8ページ参照）。

味つけのくふう

● **だしをきかせる**
こんぶや削りガツオの風味をきかせると、うす味でも満足できます。市販の顆粒だしには塩分が含まれるので要注意。

● **酸味を利用する**
酢や柑橘類の酸味は減塩に効果的。サラダやあえ物にはもちろん、焼き魚などにかけると塩分をおいしく控えることができます。

● **香辛料や香味野菜を使う**
カレー粉やこしょう、ねぎやしょうが、焼きのりやごまなどの香味は減塩にうってつけ。

献立のくふう、食べ方のくふう

献立の料理のすべてをうす味にすると、味気なく感じてしまいます。1品はしっかりした味つけにし、ほかは減塩料理にしてメリハリをつけるとよいでしょう。献立全体の塩分を控えても、満足感は高まります。

食べ方のくふうとしては、①めんは汁をすべて飲むと高塩分になるので、残すようにする、②刺し身や豚カツなどのしょうゆやソースは、決められた量を別皿に盛って添える、など。食卓にそれらの調味料を置かないこともたいせつです。

3つのポイント

ポイントをおさえ、毎日の食事作りに役立ててください。

ポイント2

たんぱく質をとりすぎない

たんぱく質と腎臓の関係

たんぱく質は体を構成する材料ですが、過剰なたんぱく質は老廃物となってしまいます。この老廃物を体外に捨てるのも腎臓の役目。腎機能が低下すると老廃物が蓄積し、腎臓への負担が大きくなってしまいます。自分の腎機能に合わせ、医師から示されたたんぱく質量を守ることがたいせつです。

制限があるからこそ、質のよいたんぱく質を!

たんぱく質摂取量は、制限がない標準体重60kgの人で1日70g前後。腎機能によってはさらに少なくなります。だからこそ、肉や魚、卵、大豆製品、牛乳・乳製品などの質のよいたんぱく質を摂取することがたいせつです。たんぱく質調整食品(111ページ参照)のごはんなどを利用して、主食から摂取するたんぱく質量を控えるのもよいでしょう。

ポイント3

エネルギー、カリウム、リンに注目

エネルギーは不足しないよう、しっかり確保する

食事制限があるとエネルギー不足になりがちです。エネルギー不足は体力が低下するだけでなく、体の筋肉からたんぱく質がエネルギー源として利用されるようになって老廃物が増え、その処理のために腎臓に負担がかかります。制限がある中でも、慢性腎臓病の人は適正なエネルギー量を確保することが重要になります。

カリウムは調理で減らす、リンはたんぱく質食品に多い

腎機能の低下が進むとカリウムやリンの排泄ができなくなり、不整脈を引き起こしたり、カルシウム値が低下したりします。カリウムは野菜や果物に多く含まれ、水にさらしたりゆでたりすることで流出します。リンはたんぱく質食品に多く含まれるので、たんぱく質を制限する食事はリン制限食にもなっています。

おいしく減塩するために、調味料はきちんと計量を

減塩の基本は「調味料をきちんと計量して加えること」です。
調味料の計量には、計量カップ・スプーンが便利です。

標準計量カップ・スプーンによる重量一覧(g)　実測値

2017年1月改訂

食品名	小さじ(5ml)	大さじ(15ml)	1カップ(200ml)
水・酒・酢	5	15	200
あら塩（並塩）	5	15	180
食塩・精製塩	6	18	240
しょうゆ（濃い口・うす口）	6	18	230
みそ（淡色辛みそ）	6	18	230
みそ（赤色辛みそ）	6	18	230
みりん	6	18	230
砂糖（上白糖）	3	9	130
グラニュー糖	4	12	180
はちみつ	7	21	280
メープルシロップ	7	21	280
ジャム	7	21	250
油・バター	4	12	180
ラード	4	12	170
ショートニング	4	12	160
生クリーム	5	15	200
マヨネーズ	4	12	190
ドレッシング	5	15	-
牛乳（普通牛乳）	5	15	210
ヨーグルト	5	15	210
脱脂粉乳	2	6	90
粉チーズ	2	6	90
トマトピュレ	6	18	230
トマトケチャップ	6	18	240
ウスターソース	6	18	240
中濃ソース	7	21	250
わさび（練り）	5	15	-
からし（練り）	5	15	-
粒マスタード	5	15	-
カレー粉	2	6	-
豆板醤・甜麺醤	7	21	-
コチュジャン	7	21	-
オイスターソース	6	18	-
ナンプラー	6	18	-
めんつゆ（ストレート）	6	18	230
めんつゆ（3倍希釈）	7	21	240
ポン酢しょうゆ	6	18	-
焼き肉のたれ	6	18	-
顆粒だしのもと（和洋中）	3	9	-
小麦粉（薄力粉・強力粉）	3	9	110
小麦粉（全粒粉）	3	9	100
米粉	3	9	100
かたくり粉	3	9	130
上新粉	3	9	130
コーンスターチ	2	6	100
ベーキングパウダー	4	12	-
重曹	4	12	-
パン粉・生パン粉	1	3	40
すりごま	2	6	-
いりごま	2	6	-
練りごま	6	18	-
粉ゼラチン	3	9	-
煎茶・番茶・紅茶（茶葉）	2	6	-
抹茶	2	6	-
レギュラーコーヒー	2	6	-
ココア（純ココア）	2	6	-
米（胚芽精米・精白米・玄米）	-	-	170
米（もち米）			175
米（無洗米）			180

- あら塩（並塩）　ミニスプーン（1ml）=1.0g
- 食塩・精製塩　ミニスプーン（1ml）=1.2g
- しょうゆ　ミニスプーン（1ml）=1.2g
- 胚芽精米・精白米・玄米1合（180ml）=150g
- もち米1合（180ml）=155g
- 無洗米1合（180ml）=160g

実物大！

本書で使った「小さじ1=6g」の塩は、ミニスプーン1なら1.2gに。本書の料理に使う塩の量は、1人分でこの½量以下です。

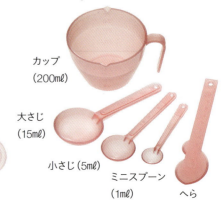

カップ(200ml)
大さじ(15ml)
小さじ(5ml)
ミニスプーン(1ml)
へら

春夏秋冬の献立

旬の食材を使ったレシピが満載です。
バランスを考えた献立を紹介します。

10　春の献立

20　夏の献立

32　秋の献立

44　冬の献立

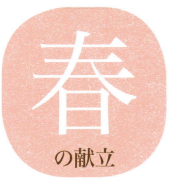

春の献立 1

"竹の子づくしの献立は、カリウム量に注意。ゆでて水にさらし、カリウムを減らして"

献立の栄養価（1人分）
- エネルギー ▶ 557kcal
- たんぱく質 ▶ 26.7g
- カリウム ▶ 622mg
- リン ▶ 412mg
- 食塩相当量 ▶ 2.6g

主菜 初ガツオと竹の子とふきの炊き合わせ（→11ページ）

副菜 竹の子のケチャップ煮（→12ページ）

主食 竹の子の炊き込みごはん（→12ページ）

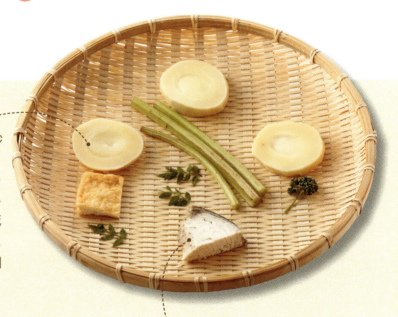

腎健アドバイス

● 竹の子にはカリウムが含まれるので、食べすぎないように注意しましょう。市販のゆで竹の子も流水にさらすとカリウムを減らすことができます。えぐ味がとれる利点もあります。

● なまり節は、カツオをおろして蒸したりゆでたりしたもの。低エネルギーで、鉄や亜鉛、カルシウムが多く、良質のたんぱく質もとれます。

● 竹の子のケチャップ煮でバターを使います。塩分制限がきびしい場合は食塩不使用のバターを使うとよいでしょう。バター1人5gあたり塩分は0.1gですが、食塩不使用のバターは0gです。

竹の子のゆで方

① 竹の子は皮つきのままよく洗い、先穂を斜めに切り落とし、皮に縦に切り目を入れる。

② 大きめのなべに竹の子を入れ、竹の子がかぶるくらいの水を注ぎ入れ、ぬかひと握りを加えて火にかける。煮立ったら40分ほどゆでる。

③ 根元に竹串を刺し、すーっと通ればゆで上がり。かたい場合はさらにゆで、竹串を同様に刺して確認する（竹の子は掘り出されて時間がたつほどかたくなる。1日以上たったものはゆで時間が1時間以上かかることもある）。ゆで汁に入れたまま、さめるまでおく。

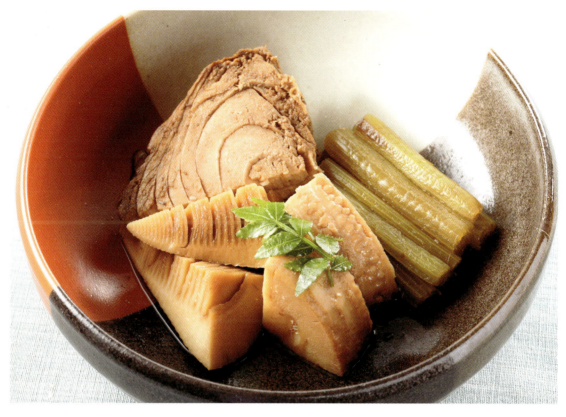

 春を告げる竹の子に良質なたんぱく質のカツオを合わせて

初ガツオと竹の子とふきの炊き合わせ

材料（1人分）

- なまり節 …………………… 40g
- ゆで竹の子 ………………… 50g
- ※ゆで方は10ページ参照。
- ふき ………………………… 30g
- A
  - しょうが（薄切り）‥5〜6枚(3g)
  - しょうゆ・みりん
    ………… 各小さじ1弱(5g)
  - 砂糖・酒…………各小さじ1
- 木の芽 …………… あれば適量

栄養価（1人分）

- エネルギー▶117kcal
- たんぱく質▶17.1g
- カリウム▶418mg
- リン▶262mg
- 食塩相当量▶0.8g

作り方

1 なまり節は骨をとり除き、血合いの部分も少し切りとってざるに入れ、熱湯をまわしかける。竹の子は先の部分はくし形切りに、下部は1.5cm厚さのいちょう切りにする。

2 ふきは長いままたっぷりの熱湯で2〜3分ゆで、色が鮮やかになったら、冷水にとる。皮をむき、5分ほど水にさらして水けをきり、4cm長さに切る。

3 なべにAを入れて煮立て、1を加える。煮立ったら火を少し弱めて8分ほど煮る。

4 ふきを加えて2分ほど煮て、火を消す。器に盛り合わせ、木の芽を飾る。

 調理ポイント

ふきは煮すぎると、色、香り、歯ごたえが落ちてしまいます。さっと煮るだけでOK!

1章 春夏秋冬の献立 春

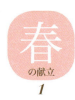

春の献立 1

副菜

白ワインで風味をプラス
竹の子の ケチャップ煮

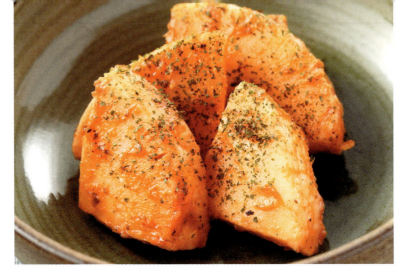

栄養価（1人分）
- エネルギー ▶ 55kcal
- たんぱく質 ▶ 1.2g
- カリウム ▶ 68mg
- リン ▶ 19mg
- 食塩相当量 ▶ 0.8g

材料（1人分）
- ゆで竹の子(10ページ参照) …… 40g
- バター ……………………… 5g
- A
  - 白ワイン …… 小さじ½強(3ml)
  - トマトケチャップ …… 小さじ1弱(5g)
  - 塩 …… ミニスプーン½弱(0.5g)
  - こしょう ……………………… 少量
- パセリ(みじん切り) ………… 少量

作り方
1. 竹の子は5mm厚さのいちょう切りにする。
2. フライパンを熱してバターをとかし、竹の子をいためる。竹の子に少し焼き色がついたら、Aを順に加えてさっと煮立てて火を消す。器に盛り、パセリを散らす。

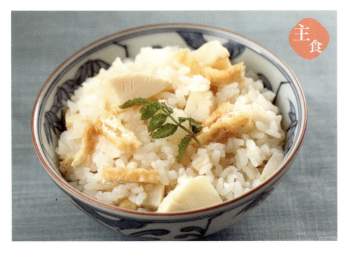

油揚げでこくとエネルギーをアップ
竹の子の 炊き込みごはん

主食

栄養価（1人分）
- エネルギー ▶ 385kcal
- たんぱく質 ▶ 8.4g
- カリウム ▶ 136mg
- リン ▶ 131mg
- 食塩相当量 ▶ 1.0g

材料（炊き上がり約1000g・5人分）
- ゆで竹の子(10ページ参照) …… 40g
- 油揚げ ……………………… 30g
- 米 …………………… 3合(450g)
- A
  - だし ……………… 3½カップ
  - うす口しょうゆ・みりん …… 各小さじ1
  - 酒 …………………… 小さじ2
- 木の芽 …………… あれば適量

作り方
1. 米は炊く30分前に洗い、ざるにあげて水けをきる。
2. 竹の子は食べやすい大きさの薄切りにする。油揚げは熱湯に通して油抜きをし、縦半分に切って細切りにする。
3. 炊飯器の内釜に1の米、Aを入れ、2を加えて普通に炊く。10～15分蒸らし、全体に混ぜて余分な水分をとばし、器に盛る。木の芽を飾る。

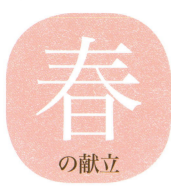

春の献立 2

"サンドイッチ3種はたんぱく質制限量に合わせて選択を"

1章 春夏秋冬の献立 春

献立の栄養価（1人分）
- エネルギー ▶ 944kcal
- たんぱく質 ▶ 26.3g
- カリウム ▶ 739mg
- リン ▶ 367mg
- 食塩相当量 ▶ 4.5g

 主菜・主食　サンドイッチ3種（→14ページ）

 副菜　コーンクリームスープ（→16ページ）

 デザート　みかん（→16ページ）

腎健アドバイス

● サンドイッチの具に市販品（冷凍の豚カツ）を利用して手軽に。市販品はパッケージの栄養表示を見て、たんぱく質や塩分が少ないものを選ぶようにしましょう。

● 温めれば食べられる市販のコーンクリームスープにひとくふう。牛乳とバターを加えてエネルギーをプラスし、こくも高めます。

● 果物の中で、みかんはカリウム量が比較的少ない果物です。みかんのほかには、りんごやぶどう、いちごなどがあります。

● 野菜はカリウムが気になりますが、サンドイッチの具に使うのは少量なので問題ありません。野菜は、切って水に30分ほどさらすとカリウムをぐっと減らすことができます。

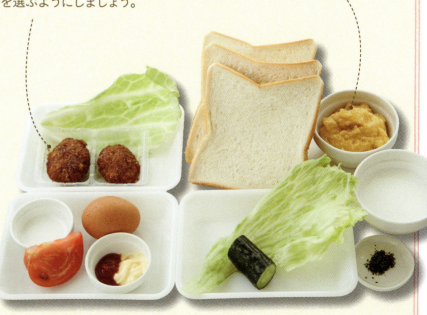

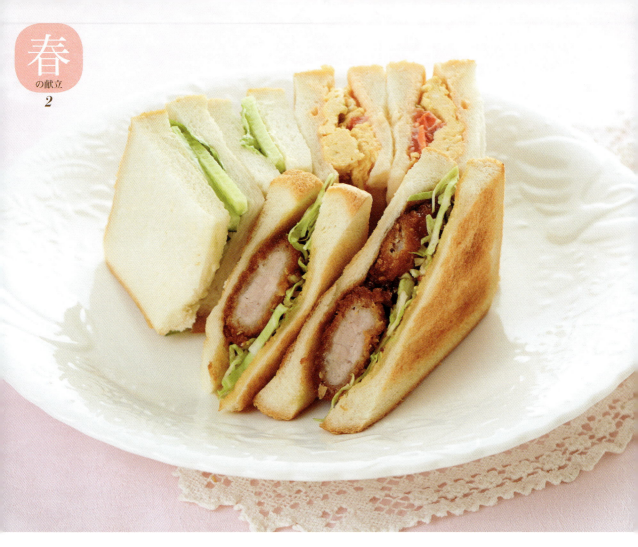

たんぱく質源の豚カツや卵をパンではさんで食べやすく

サンドイッチ3種※
（カツサンド、卵サンド、レタスサンド）

※サンドイッチは各自のたんぱく質制限量に合わせて選びましょう。

パンの耳が香ばしくおいしいので、耳を切り落とさないサンドイッチにしました。気になる人は、食べる直前に切り落としましょう。

カツサンド

材料（1人分）

食パン ……… 8枚切り1枚(45g)
マーガリン ………… 小さじ1¼
マスタード ……………… 適量
豚カツ(冷凍食品) ………… 30g
キャベツ ………………… 20g
マヨネーズ ………… 小さじ2½
濃厚ソース ……… 小さじ1弱(5g)

作り方

1. パンはオーブントースターで軽く焼き色がつくまで焼く。豚カツは袋の表示に従って解凍する。キャベツはせん切りにして水に30分ほどさらし、ざるにあげて水けをきる。
2. パンは2等分に切り、1枚の片面に薄くマーガリンとマスタードを塗る。
3. もう1枚の片面にキャベツをのせ、マヨネーズをかける。**1**の豚カツをのせて濃厚ソースをかける。
4. **2**を重ねる。ラップで全体を包み、しばらくなじませてから、ラップごと半分に切る。

栄養価（1人分）

- エネルギー ▶ 307kcal
- たんぱく質 ▶ 6.6g
- カリウム ▶ 135mg
- リン ▶ 70mg
- 食塩相当量 ▶ 1.6g

卵サンド

材料（1人分）

食パン ……… 8枚切り1枚(45g)
A［マヨネーズ ……… 小さじ1¼
　　トマトケチャップ
　　………… 小さじ1強(5g)］
トマト …………………… 30g
卵 ………………………… 1個(50g)
牛乳 ……………………… 小さじ2
塩 ………… ミニスプーン⅙
こしょう ………………… 少量
サラダ油 ……… 小さじ1弱(3g)

作り方

1. パンは2等分に切る。**A**を混ぜ合わせ、パンの片面ずつに塗る。トマトは5mm角に切る。
2. 卵を割りほぐして牛乳と軽く混ぜ合わせ、トマトと塩、こしょうを加えて混ぜる。
3. フライパンに油を熱し、**2**を流し入れてかき混ぜる。卵がかたまってきたら裏返し、パンの大きさに合わせて形を整える。
4. パンに**3**をのせ、もう1枚のパンを重ねる。ラップで全体を包み、しばらくなじませてから、ラップごと半分に切る。

栄養価（1人分）

- エネルギー ▶ 275kcal
- たんぱく質 ▶ 11.0g
- カリウム ▶ 211mg
- リン ▶ 148mg
- 食塩相当量 ▶ 1.2g

レタスサンド

材料（1人分）

食パン ……… 8枚切り1枚(45g)
［マーガリン ………………… 5g
　マヨネーズ ……… 小さじ1¼
　塩 ………… ミニスプーン⅙
　こしょう ………………… 少量］
レタス …………………… 10g
きゅうり ………………… 20g

作り方

1. パンは2等分に切り、片面ずつに薄くマーガリンとマヨネーズを塗り、塩、こしょうをふる。
2. レタスをちぎり、きゅうりは薄切りにし、水に30分ほどさらす。ざるにあげて水けをきり、キッチンペーパーで水けをふきとる。
3. パン1枚に**2**を順にのせ、もう1枚のパンを重ねる。ラップで全体を包み、しばらくなじませてから、ラップごと半分に切る。

栄養価（1人分）

- エネルギー ▶ 197kcal
- たんぱく質 ▶ 4.6g
- カリウム ▶ 112mg
- リン ▶ 50mg
- 食塩相当量 ▶ 0.9g

1章　春夏秋冬の献立　春

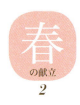
春の献立 2

 副菜

市販のスープを使って手軽に

コーンクリーム
スープ

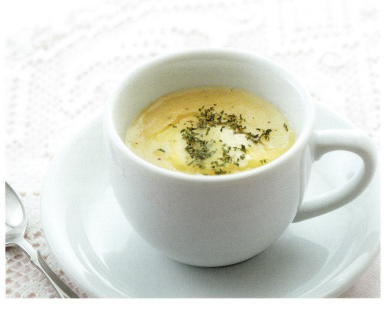

栄養価（1人分）
- エネルギー ▶ 142kcal
- たんぱく質 ▶ 3.7g
- カリウム ▶ 206mg
- リン ▶ 91mg
- 食塩相当量 ▶ 0.8g

材料（1人分）

コーンクリームスープ（缶詰め）
………………………… ½カップ
牛乳 ……………………… ¼カップ
こしょう ………………………… 少量
バター ……………………………… 3g
パセリ（ホール）………………… 少量

作り方

1 なべにコーンクリームスープ缶と牛乳を入れて火に5分ほどかけて煮つめ、沸騰直前でこしょう、バターを加える。

2 器に盛り、パセリをふる。

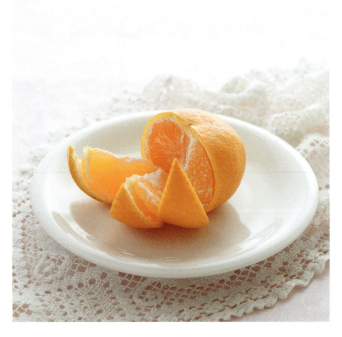

 デザート

**ときどきであれば、
生の果物もOK!**

みかん

材料（1人分）

みかん ………… 1個（50g）

栄養価（1人分）
- エネルギー ▶ 23kcal
- たんぱく質 ▶ 0.4g
- カリウム ▶ 75mg
- リン ▶ 8mg
- 食塩相当量 ▶ 0g

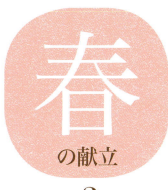

春の献立 3

"エネルギー確保のために、副菜に揚げ物を合わせて。タイのDHA、EPAで動脈硬化予防も"

献立の栄養価（1人分）
- エネルギー ▶ 658kcal
- たんぱく質 ▶ 21.4g
- カリウム ▶ 706mg
- リン ▶ 347mg
- 食塩相当量 ▶ 1.9g

 主菜 タイかぶと煮（→18ページ）

 副菜 オニオンリング＆フライドトマト（→19ページ）

 主食 豆ごはん（→19ページ）

1章　春夏秋冬の献立　春

腎健アドバイス

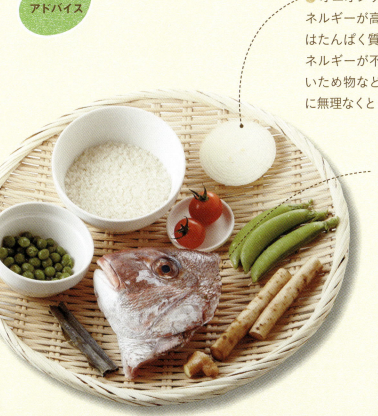

● オニオンリングとフライドトマトはエネルギーが高いのが利点。腎臓病の人はたんぱく質量の制限などのためにエネルギーが不足しがちです。揚げ物やいため物など、油を使った料理を食事に無理なくとり入れましょう。

● 腎臓病の人は動脈硬化も要注意。不飽和脂肪酸のDHA（ドコサヘキサエン酸）、EPA（イコサペンタエン酸）を含む魚の摂取を心がけたいものです。

● タイかぶと煮は食べやすさを考えて、味を濃いめに仕上げています。煮汁は煮つめすぎないようにし、お皿に残すことで塩分のとりすぎを防ぎましょう。また、料理全体の味が濃くならないよう、スナップえんどうはゆでて添えるだけでOKです。

春の献立 3

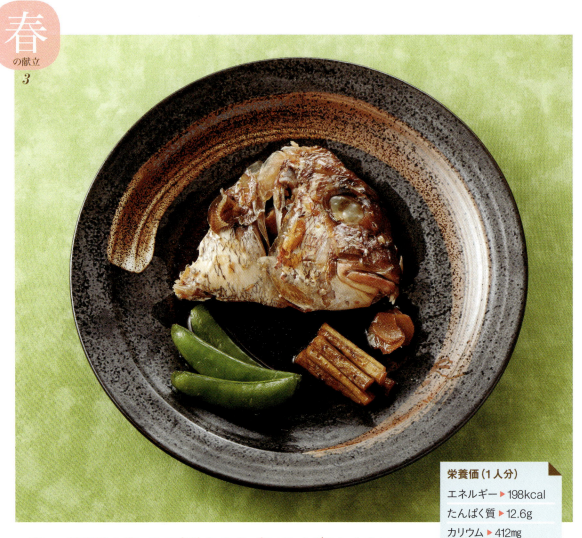

栄養価（1人分）	
エネルギー	198kcal
たんぱく質	12.6g
カリウム	412mg
リン	173mg
食塩相当量	1.2g

 主菜

甘辛味の濃いめの煮汁なので、煮つめすぎないように

タイかぶと煮

材料（1人分）

- タイのあら……½尾（50g）
- 塩……ひとつまみ
- スナップえんどう・ごぼう‥各30g
- A
  - 酒……大さじ2
  - 砂糖……小さじ1⅔
  - しょうゆ・みりん……各小さじ1⅓
  - しょうが（薄切り）‥5～6枚（3g）

作り方

1. タイはさっと水洗いし、血合い、うろこをとる。塩をまぶし、熱湯をかけて霜降りにする。

2. スナップえんどうはさっとゆで、湯をきる。ごぼうは6～7cm長さの四つ割りに切る。

3. なべにAを入れて強火にかけ、煮立ったらタイを加え、弱火で5分煮る。中火にし、スプーンで煮汁をタイにまわしかけたら弱火にし、ごぼうを加えて10分ほど煮る。

4. 煮汁が少なくなって照りがついたら、タイとごぼうを煮汁ごと器に盛る。スナップえんどうを添える。

 調理ポイント

魚のくせは、血合いやうろこをきっちりとり除くととれます。

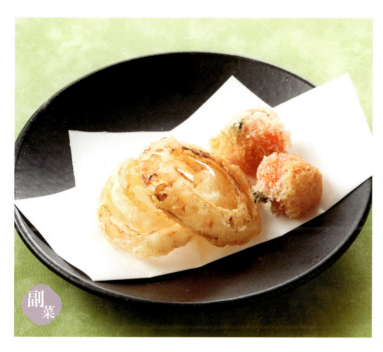

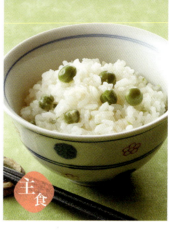

1章 春夏秋冬の献立 春

主食

グリーンピースの香りが広がる
豆ごはん

材料（炊き上がり約1000g・5人分）

グリーンピース（さやから出す）‥‥100g
※冷凍の場合は100g用意する。
米‥‥‥‥‥‥‥‥‥‥‥3合（450g）
だしこんぶ‥‥‥‥‥‥‥‥5cm角2枚
酒‥‥‥‥‥‥‥‥‥‥‥大さじ1⅔
塩‥‥‥‥‥‥‥‥小さじ⅓強（2.5g）

作り方

1 グリーンピースは熱湯で1〜2分ゆで、湯をきる（冷凍の場合も同様にする）。

2 米は炊く30分前に洗い、ざるにあげて水けをきる。

3 炊飯器の内釜に米と酒、塩を入れて軽く混ぜ、3合の線まで水を注ぎ入れてこんぶを加え、30分ほどおく。グリーンピースを加え、普通に炊く。

4 炊き上がったらこんぶをとり出し、グリーンピースをつぶさないように全体をさっくりと混ぜ、10〜15分蒸らす。

栄養価（1人分）
エネルギー ▶ 346kcal
たんぱく質 ▶ 6.9g
カリウム ▶ 149mg
リン ▶ 110mg
食塩相当量 ▶ 0.5g

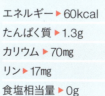
副菜

ベーキングパウダーを入れた衣はサクサクの食感に！
オニオンリング

材料（1人分）

玉ねぎ‥‥‥‥‥‥‥‥‥‥‥20g
薄力小麦粉‥‥‥‥‥‥‥‥‥5g
ベーキングパウダー‥‥‥小さじ¼
冷水‥‥‥‥‥‥‥小さじ½弱（2g）
揚げ油

作り方

1 玉ねぎは輪切りにし、ほぐす。

2 ボールに小麦粉とベーキングパウダーを入れ、冷水を加えて混ぜ合わせる。1を入れてからめ、170〜180℃の揚げ油できつね色になるまで3分ほど揚げる。

栄養価（1人分）
エネルギー ▶ 54kcal
たんぱく質 ▶ 0.6g
カリウム ▶ 75mg
リン ▶ 47mg
食塩相当量 ▶ 0.2g

生で食べられるトマトも揚げることでいつもと違った目先に
フライドトマト

材料（1人分）

ミニトマト‥‥‥‥‥‥‥2個（20g）
薄力小麦粉‥‥‥‥‥‥‥大さじ1
卵（割りほぐす）・パン粉‥‥各10g
揚げ油

作り方

1 ミニトマトは小麦粉、卵、パン粉の順に衣をつける。

2 180℃の揚げ油できつね色になるまで1分ほど揚げる。

栄養価（1人分）
エネルギー ▶ 60kcal
たんぱく質 ▶ 1.3g
カリウム ▶ 70mg
リン ▶ 17mg
食塩相当量 ▶ 0g

夏の献立 1

"制限があるたんぱく質は良質なものを選んで。副菜とデザートでエネルギーアップ"

献立の栄養価（1人分）
- エネルギー ▶ 819kcal
- たんぱく質 ▶ 25.8g
- カリウム ▶ 836mg
- リン ▶ 374mg
- 食塩相当量 ▶ 2.2g

※ごはんは精白米ごはん150gで算出しています。

主菜　ゴーヤーチャンプルー（→21ページ）

副菜　生春巻き（→22ページ）

主食　ごはん　ごはんの種類は、普通のごはん、低たんぱくごはんなど、たんぱく質の制限量に合わせて選んでください（→111ページ）。

デザート　杏仁豆腐（→22ページ）

腎健アドバイス

● 米粉などから作る生春巻きの皮は、ごはんに比べてたんぱく質量は少なく、エネルギーがとれます。腎臓病のエネルギー補給の軽食やおやつにおすすめします。

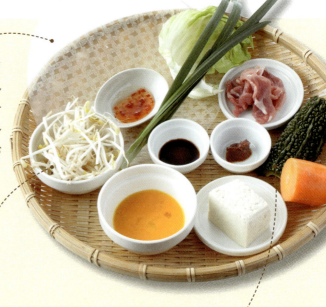

● 夏は食欲が低下し、エネルギー不足になりがちです。のど越しのよい冷たいデザートでエネルギーをプラスしましょう。

● 生春巻きの具のもやしは、大豆もやしよりもたんぱく質量が少ない緑豆もやしやブラックマッペを選びましょう。

● 腎臓病食はたんぱく質の制限があるだけに、良質なたんぱく質の摂取を心がけたいものです。ゴーヤーチャンプルーは、豚肉、豆腐、卵の3つのたんぱく質食品が摂取できます。

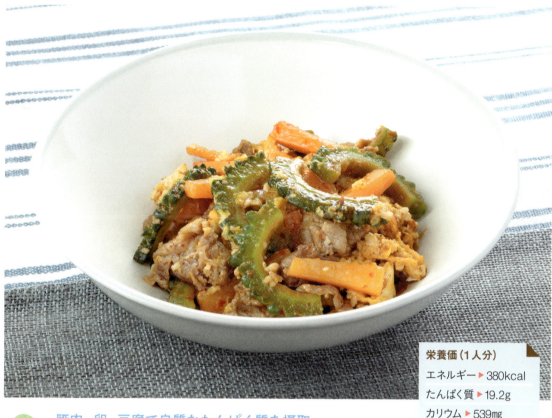

 豚肉、卵、豆腐で良質なたんぱく質を摂取

ゴーヤーチャンプルー

栄養価（1人分）
- エネルギー ▶ 380kcal
- たんぱく質 ▶ 19.2g
- カリウム ▶ 539mg
- リン ▶ 258mg
- 食塩相当量 ▶ 1.7g

材料（1人分）

ゴーヤー	50g
もめん豆腐	50g
豚もも肉	40g
こしょう	少量
卵（割りほぐす）	1個（50g）
こしょう	少量
にんじん	40g
サラダ油	大さじ1⅔
A 砂糖	小さじ1⅔
酒	小さじ1
豆板醤・みりん	小さじ1弱（5g）
しょうゆ	小さじ½

作り方

1 豆腐はキッチンペーパーに包み、皿などで重石をして15分ほど水きりし、一口大に切る。

2 豚肉は5cm幅に切り、こしょうをふる。卵はこしょうを加え混ぜる。Aは混ぜ合わせる。

3 ゴーヤーは縦半分に切り、スプーンでわたを除き、5mm厚さの薄切りにする。にんじんは1×3cmの短冊切りにする。

4 フライパンに油の⅓量を熱し、豚肉をいためて火が通ったらとり出す。残りの油の½量を足して熱し、卵を流し入れ、軽くかき混ぜる。半熟の状態でとり出す。

5 フライパンに残りの油を足して熱し、にんじん、ゴーヤ、豆腐の順に加えて10分ほどいため、火が通ったら豚肉と卵を戻し入れ、Aを加えていためる。

 調理ポイント

ゴーヤーの苦味が気になる場合は、薄切りにして塩小さじ½と砂糖小さじ2をふって少しもみ、さっとゆでるとOK。

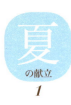

夏の献立 1

生春巻きの皮でエネルギーもとれる

生春巻き

栄養価（1人分）
- エネルギー ▶ 81kcal
- たんぱく質 ▶ 1.0g
- カリウム ▶ 123mg
- リン ▶ 16mg
- 食塩相当量 ▶ 0.5g

調理ポイント

生春巻きの皮はすぐにふやけてやわらかくなり、扱いにくくなります。具を先に用意し、野菜の水けはふきとって巻きましょう。

材料（1人分）
- 生春巻きの皮 ………… 2枚(20g)
- もやし ……………………… 30g
- にら・レタス …………… 各10g
- スイートチリソース … 小さじ1(5g)

作り方

1. もやしはさっとゆでてさます。にらは7cm長さに切り、レタスはせん切りにする。それぞれ水に30分さらし、ざるにあげて水けをきる。
2. 40℃のぬるま湯に生春巻きの皮全体を浸し、全体が透けるくらい（少しかたく感じるくらい）になったら引き上げる。
3. かわいたまな板に生春巻きの皮1枚を置き、手前にもやしとにら、レタスを½量ずつのせ、手前の皮を⅓くらい折る。野菜を芯にしてきっちりと巻く（ゆるく巻くとくずれやすい）。同様にもう1本作る。
4. 器に盛り、スイートチリソースを添える（でき上がった春巻きはくっつきやすいので、離して盛る）。

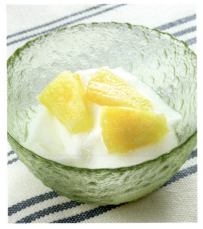

ほのかな甘さでエネルギーアップ！

杏仁豆腐

栄養価（1人分）
- エネルギー ▶ 106kcal
- たんぱく質 ▶ 1.8g
- カリウム ▶ 130mg
- リン ▶ 49mg
- 食塩相当量 ▶ 0g

材料（1人分）
- A [牛乳 ……………… 大さじ2⅔
-   [ココナツミルク …… 大さじ1⅓
- 粉かんてん ……………………… 1g
- 水 ………………………… 大さじ5
- 砂糖 ……………… 大さじ1弱(8g)
- パイナップル（缶詰め）……… 20g

作り方

1. 小なべにAを入れ、3分ほど温める。
2. 別の小なべに粉かんてんと水を入れ、ゴムべらで混ぜながら強火で煮とかす。
3. 2が煮立ったら砂糖を加え、弱火にして混ぜながら2分加熱する。火からおろして5～6分混ぜ、少し温度が下がったら1を加えてよく混ぜる。
4. 器に流し入れ、冷蔵庫で20分以上冷やしかためる。食べるときにパイナップルを一口大に切ってのせる。

調理ポイント

杏仁豆腐にアーモンドエッセンス数滴を入れると、より本格的な味になります。

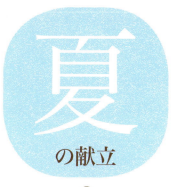

夏の献立 2

"酢豚風の肉団子は揚げてエネルギーを確保。酸味が食欲をそそります"

1章 春夏秋冬の献立 夏

献立の栄養価（1人分）
- エネルギー ▶ 905kcal
- たんぱく質 ▶ 21.9g
- カリウム ▶ 811mg
- リン ▶ 272mg
- 食塩相当量 ▶ 1.5g

※ごはんは精白米ごはん150gで算出しています。

 主菜　**肉団子の酢豚風**（→24ページ）

 副菜　**小松菜のナムル**（→25ページ）

 主食　**ごはん**　ごはんの種類は、普通のごはん、低たんぱくごはんなど、たんぱく質の制限量に合わせて選んでください（→111ページ）。

 デザート　**ヨーグルトムース**（→25ページ）

腎健アドバイス

● 肉団子は、市販の冷凍肉団子を使ってもOK。パッケージに表示されているエネルギーやたんぱく質、塩分などを確認しましょう。

● 腎臓病でたいせつなことは、たんぱく質量の調整のほかにエネルギーの確保があります。揚げ物が最もエネルギーがとれる料理なので、肉団子を揚げて具にする酢豚は好都合。また、デザートに高エネルギーの生クリームを使うことで、エネルギーをプラスします。

● 夏は食欲不振でエネルギー不足になりがちです。腎臓病の人は特にエネルギー不足に注意したいもの。そこで、主菜の酢豚には酢を使い、デザートにはヨーグルトやレモン汁を使って、さっぱりと食べやすい献立に仕立てました。

● 小松菜のナムルはごま油を使って風味をアップ。風味があるとうす味でもの足りなさを感じないので、減塩にもつながります。

夏の献立 2

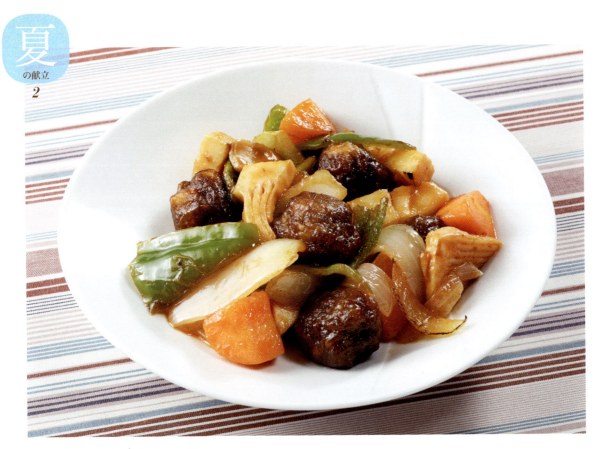

主菜 牛ひき肉は、豚ひき肉や牛豚ひき肉にかえても

肉団子の酢豚風

材料（1人分）

- 牛ひき肉 …………………… 60g
- 卵（割りほぐす）…………… 10g
- 玉ねぎ ……………………… 35g
- ピーマン・生しいたけ …… 各20g
- ゆで竹の子・にんじん …… 各30g
- ※生の竹の子が手に入ったときは、10ページのようにゆでる。
- しょうが ……………… 1かけ（2g）
- しょうゆ ……………… 小さじ1/3
- かたくり粉 ……… 大さじ1弱（8g）
- 揚げ油
- A
  - 酢 …………… 小さじ2弱（8g）
  - 砂糖 ……………… 小さじ1・2/3
  - トマトケチャップ … 小さじ1弱（5g）
  - しょうゆ …………… 小さじ2/3
  - かたくり粉 …… 小さじ2弱（5g）
  - 酒 ……………………… 小さじ1
- サラダ油 ………………… 小さじ1・1/4

作り方

1. 玉ねぎ5gとしょうがはそれぞれみじん切りにする。
2. 残りの玉ねぎはくし形に、ピーマンは縦4等分に、竹の子は一口大に切る。にんじんは乱切りにし、生しいたけは石づきを除いて一口大に切る。それぞれ水に30分ほどさらし、ざるにあげて水けをよくきる。
3. ボールに牛肉と1、卵、しょうゆ、かたくり粉の1/2量を入れ、よく練り混ぜる。5等分にして団子を作り、表面に残りのかたくり粉をまぶす。
4. 170℃の揚げ油で3を7～8分揚げる。
5. Aは混ぜ合わせる。
6. 中華なべ（またはフライパン）に油を熱し、2を入れてしんなりとなるまでいためる。4を加えて全体をざっと混ぜ、5を加えてからめる。とろみがついたら火を消す。

栄養価（1人分）

- エネルギー ▶ 438kcal
- たんぱく質 ▶ 14.3g
- カリウム ▶ 473mg
- リン ▶ 144mg
- 食塩相当量 ▶ 1.2g

1章 春夏秋冬の献立 夏

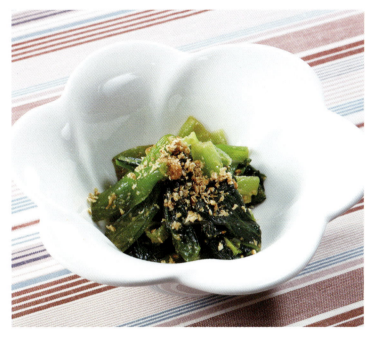

 副菜

ほうれん草や
もやしで作るのも美味。

小松菜のナムル

栄養価（1人分）
エネルギー ▶ 47kcal
たんぱく質 ▶ 1.2g
カリウム ▶ 216mg
リン ▶ 32mg
食塩相当量 ▶ 0.3g

材料（1人分）
小松菜 …………………… 40g
A［ごま油 …………… 小さじ¾
  しょうゆ …………… 小さじ⅓］
すり白ごま ………………… 小さじ1

作り方
1 小松菜はゆでて水にさらす。2cm長さに切り、水けをよく絞る。
2 1をAであえ、ごまを加える。

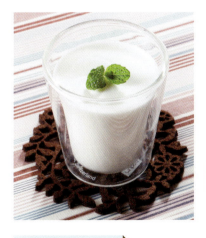

 デザート

冷たくてのど越しのよいデザート

ヨーグルトムース

栄養価（1人分）
エネルギー ▶ 168kcal
たんぱく質 ▶ 2.6g
カリウム ▶ 78mg
リン ▶ 45mg
食塩相当量 ▶ 0g

材料（1人分）
プレーンヨーグルト・生クリーム
…………………………… 各30g
はちみつ ………… 小さじ⅔強（5g）
［粉ゼラチン ………… 小さじ⅓
 水 ………………… 大さじ⅔］
レモン果汁 …………… 小さじ½
ミントの葉 …………… あれば1枝

作り方
1 耐熱容器に水を入れ、粉ゼラチンをふり入れてふやかす。
2 ヨーグルトとはちみつを混ぜ合わせる。
3 ボールに生クリームを入れ、泡立て器で八分立てに泡立てる（すくうとするする流れ、落ちたあとがついて、すぐ平らになる状態が目安）。2を加えて混ぜ合わせ、レモン汁を合わせる。
4 1は電子レンジで20秒ほど加熱し、ゼラチンをとかしてよく混ぜる。3に少しずつ加えて混ぜる。
5 器に入れて冷蔵庫で20分以上冷やす。食べるときにミントを飾る。

夏の献立 3

"アジは揚げることで
エネルギーアップ！
酸味をきかせてさっぱりと"

主菜	アジの南蛮漬け（→27ページ）
副菜	夏野菜のトースター焼き（→28ページ）
主食	ごはん

ごはんの種類は、普通のごはん、低たんぱくごはんなど、たんぱく質の制限量に合わせて選んでください（→111ページ）。

献立の栄養価（1人分）
- エネルギー ▶ 631kcal
- たんぱく質 ▶ 17.1g
- カリウム ▶ 753mg
- リン ▶ 249mg
- 食塩相当量 ▶ 1.3g

※ごはんは精白米ごはん150gで算出しています。

腎健アドバイス

● 野菜にはカリウムが多く含まれるので、カリウム制限がある人は、野菜をできれば30分ほど水にさらすか、ゆでこぼすかしてから料理に使いましょう。細かく切って水にさらすと、カリウムの量をさらに減らすことができます。

● 揚げ物はエネルギーアップに欠かせない調理法。南蛮漬けは酢味のさっぱりとした味わいで、冷たくしてもおいしいので、作りおきもできます。

● アジなどの青背魚には、血中のコレステロールや中性脂肪を減少させる働きを持つDHA（ドコサヘキサエン酸）やEPA（イコサペンタエン酸）が豊富に含まれます。腎臓病の人は動脈硬化に注意したいので、青背魚は意識して食べるようにしましょう。

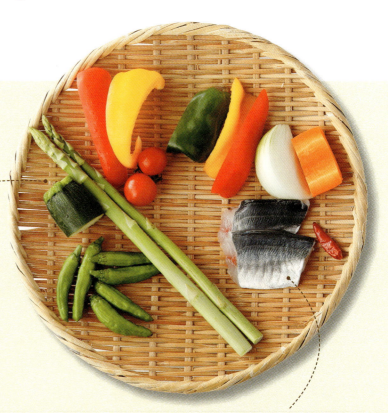

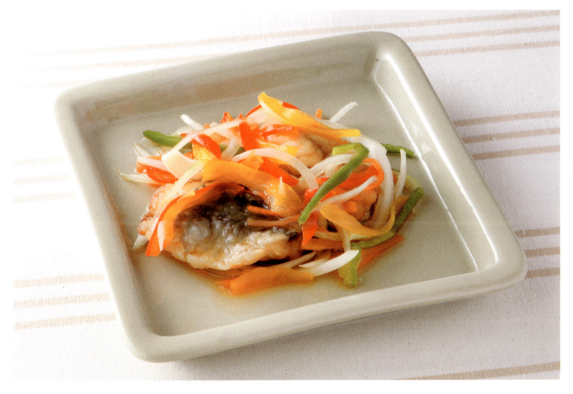

南蛮漬けはアジのほか、生ザケやマグロもおすすめ！

アジの南蛮漬け

材料（1人分）

- アジ ……………………… 50g
- こしょう ………………… 少量
- かたくり粉 …………… 小さじ1⅔
- 玉ねぎ …………………… 30g
- にんじん ………………… 10g
- ピーマン・パプリカ（赤・黄）…各5g
- A
  - 酢 ……………………… 大さじ1
  - 砂糖 …………………… 小さじ1⅔
  - 酒 ……………………… 小さじ1
  - しょうゆ …… 小さじ1弱（5g）
  - 赤とうがらし（小口切り）…… 1本
- 揚げ油

栄養価（1人分）
- エネルギー ▶ 205kcal
- たんぱく質 ▶ 10.8g
- カリウム ▶ 303mg
- リン ▶ 140mg
- 食塩相当量 ▶ 0.9g

作り方

1. アジは三枚におろし、食べやすい大きさに斜め切りにする。水洗いして水けをしっかりふきとり、こしょうをふる。

2. 玉ねぎは薄いくし形に切り、にんじんはせん切りに、ピーマンとパプリカはそれぞれ縦に細く切る。それぞれ水に30分さらし、ざるにあげて水けをきる。

3. なべにAを合わせてひと煮立ちさせ、さます。

4. アジに薄くかたくり粉をまぶし、170℃の揚げ油に入れ、きつね色になるまで3分ほど揚げる。最後に強火にしてカリッと仕上げ、あつあつのうちに**3**につける。裏返し、調味液を全体にからませる。

5. **4**が熱いうちに**2**を加え、調味液をからめながら、10分以上おく。器にアジを盛り、玉ねぎ、にんじん、ピーマン、パプリカを盛り合わせ、調味液をかける。

調理ポイント

・揚げたアジがあつあつのうちに調味液につけると、調味液がとろっとなってアジにからみやすくなります。

・野菜は、セロリやねぎ、きゅうりなどもおいしい。

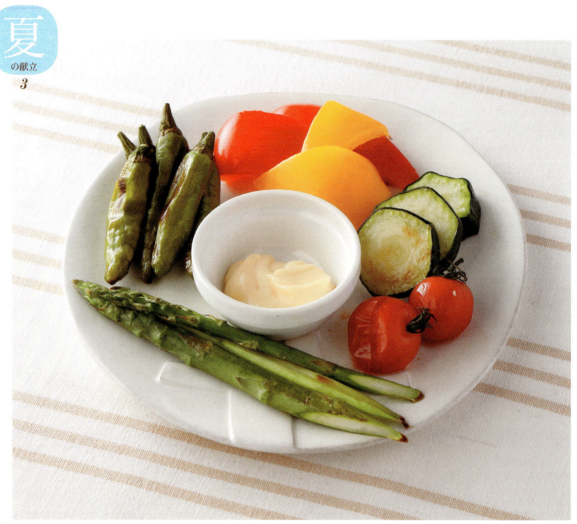

 夏の献立 3

カリウムを減らしたいときは下ゆでしてから焼きます

副菜

夏野菜のトースター焼き

栄養価（1人分）
- エネルギー ▶ 174kcal
- たんぱく質 ▶ 2.5g
- カリウム ▶ 406mg
- リン ▶ 58mg
- 食塩相当量 ▶ 0.4g

材料（1人分）
- ズッキーニ …………………… 30g
- グリーンアスパラガス ……… 30g
- ししとうがらし ……………… 20g
- パプリカ（赤・黄）………… 各10g
- ミニトマト ……………… 2個（40g）
- マヨネーズ …………… 大さじ1⅔

 調理ポイント

オーブントースターがない場合は、魚焼きグリルで焼いてもOK！

作り方

1 ズッキーニは5mm幅の輪切りにする。アスパラは根元のかたい部分をピーラーで削り、食べやすい長さの斜め切りにする。ししとうがらしは切り目を1本入れ、パプリカは一口大の乱切りにする。

2 オーブントースターにアルミ箔を敷き、1とミニトマトを並べて3分ほど焼く（焦げやすい場合はアルミ箔をかぶせる）。

3 器に盛り合わせ、マヨネーズを添える。

夏の献立 4

"カツオは低脂肪で高たんぱく質。洋風にしてエネルギーを加え、副菜は野菜のみの一品に"

1章 春夏秋冬の献立 夏

献立の栄養価（1人分）
- エネルギー ▶ 487kcal
- たんぱく質 ▶ 20.7g
- カリウム ▶ 623mg
- リン ▶ 245mg
- 食塩相当量 ▶ 2.6g

 主菜　カツオのカルパッチョ（→30ページ）

 副菜　夏野菜のラタトゥイユ（→31ページ）

 主食　ガーリックトースト（→31ページ）

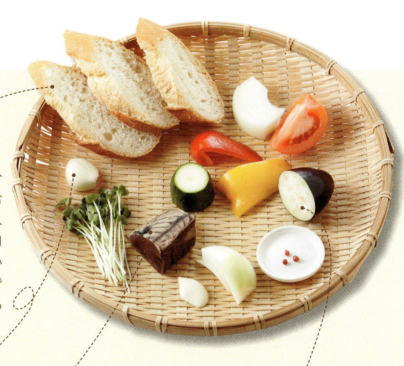

腎健アドバイス

● 主食であるごはんは塩分を含みませんが、パンには含まれます。塩分が気になる人はたんぱく質調整食品（111ページ参照）を使うのもよいでしょう。たんぱく質だけでなく、塩分も低くなっているのが特徴です。

● カツオのカルパッチョのにんにくや玉ねぎ、貝割れ菜は、香味が豊かで減塩に役立ちます。洋風に仕立てることも減塩のポイントです。

● カツオはたんぱく質を多く含むので、献立のそのほかの料理にはたんぱく質食品を使わずに全体のたんぱく質量を調整します。

● カリウム制限がきびしい場合は、野菜は切って30分ほど水にさらしましょう。

● ガーリックトーストのバターは、食塩不使用のものを使うとさらに減塩できます。

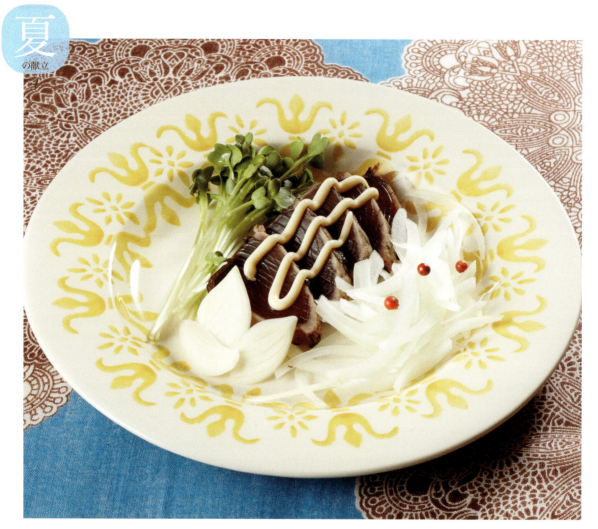

 香味のある野菜を添えて

カツオのカルパッチョ

材料（1人分）

- カツオのたたき ……… 50g
- 玉ねぎ ……………… 20g
- 貝割れ菜 …………… 5g
- にんにく(薄切り)……… 1かけ(2g)
- A
  - オリーブ油 ……… 小さじ1¼
  - 酢 ……………… 小さじ1
  - 塩 …… ミニスプーン½弱(0.5g)
- マヨネーズ ……… 小さじ1弱(3g)
- 粒赤こしょう ……… あれば3粒

作り方

1. カツオは1cm厚さに切る。
2. 玉ねぎは繊維に直角に薄く切り、氷水にさらし、ざるにあげて水けをきる。貝割れ菜は根元を切り落とす。
3. Aは混ぜ合わせる。
4. 器にカツオ、玉ねぎ、貝割れ菜、にんにくを盛る。Aをまわしかけ、冷蔵庫に30分以上おく。食べるときにマヨネーズ、粒赤こしょうをかける。

栄養価（1人分）

- エネルギー ▶ 137kcal
- たんぱく質 ▶ 13.4g
- カリウム ▶ 261mg
- リン ▶ 154mg
- 食塩相当量 ▶ 0.6g

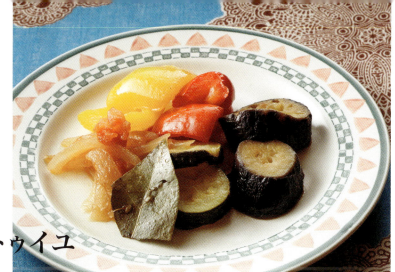

1章 春夏秋冬の献立 夏

はちみつを加えてこくと
エネルギーをアップ

夏野菜のラタトゥイユ

栄養価（1人分）
- エネルギー ▶ 104kcal
- たんぱく質 ▶ 1.4g
- カリウム ▶ 278mg
- リン ▶ 41mg
- 食塩相当量 ▶ 0.8g

材料（1人分）
- トマト（よく熟したもの）・なす ………………………… 各30g
- パプリカ（赤・黄）………… 各10g
- 玉ねぎ・ズッキーニ……… 各20g
- オリーブ油………………小さじ1¼
- ロリエ …………………………1枚
- A
  - しょうゆ …………… 小さじ½
  - はちみつ……… 小さじ½弱（3g）
  - バター …………………………2g
  - 塩 …………… ミニスプーン¼

作り方

1 トマトは皮を湯むきし、種を除き、適当な大きさに切る。パプリカ、玉ねぎ、ズッキーニ、なすはトマトと同じくらいの大きさに切る。

2 なべにオリーブ油を熱し、パプリカ、玉ねぎ、ズッキーニ、なすをいため、油がまわったらトマトとロリエ、Aを加えて10分ほど煮る。途中水分が足りなくなったら水を加える。

※野菜をとろとろに煮込みたい場合は、15〜20分煮る。

にんにくの香りがくせになる

ガーリックトースト

材料（1人分）
- フランスパン（3切れ）………… 60g
- にんにく ……………… 1かけ（3g）
- バター ……………………………10g

作り方

1 にんにくは縦半分に切り、切り口をパンにこすりつけて香りをつけ、バターを塗る。

2 1のにんにくはみじん切りにして1のバターを塗った面にのせ、オーブントースターで2分〜2分30秒、焼き色が軽くつくまで焼く。

調理ポイント

にんにくはすりおろして塗ったり、市販のにんにく入りバターを利用してもよいでしょう。

栄養価（1人分）
- エネルギー ▶ 246kcal
- たんぱく質 ▶ 5.9g
- カリウム ▶ 84mg
- リン ▶ 50mg
- 食塩相当量 ▶ 1.2g

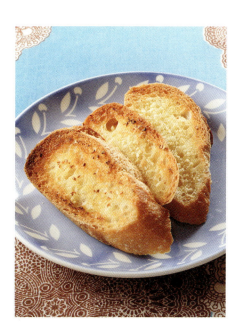

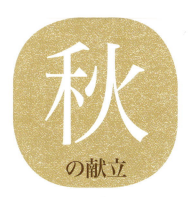

秋の献立 1

"鶏肉は60gとボリューム満点な主菜。きのこを添えて秋の香りたっぷりに"

 鶏肉の照り焼き（→33ページ）

 きのこのソテー（→34ページ）

 かぼちゃのオイル焼き（→34ページ）

 ごはん　ごはんの種類は、普通のごはん、低たんぱくごはんなど、たんぱく質の制限量に合わせて選んでください（→111ページ）。

献立の栄養価（1人分）
- エネルギー ▶ 632kcal
- たんぱく質 ▶ 18.2g
- カリウム ▶ 870mg
- リン ▶ 268mg
- 食塩相当量 ▶ 2.2g

※ごはんは精白米ごはん150gで算出しています。

 健腎アドバイス

● かぼちゃはオリーブ油とバターで焼いてこくを加え、あらびき黒こしょうで風味をつけました。かぼちゃの甘味が引き立ち、調味料は不要です。

● 照り焼きは、たれにつけて網焼きにする調理法ではしょうゆがしみ込み、塩分が高くなりますが、焼いてから表面にたれをからませるフライパン焼きは舌がじかに味を感じるので、減塩できます。たれを煮つめすぎないように注意してください。

● 鶏肉は皮つきを使ってエネルギーを高めます。主菜にたんぱく質食品を集中させることで、鶏肉を60g使うことができます。

● きのこは水に30分ほどさらしてカリウムを流出させます。

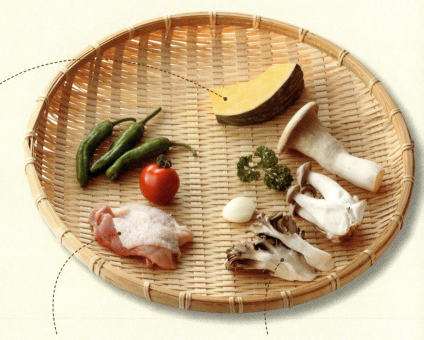

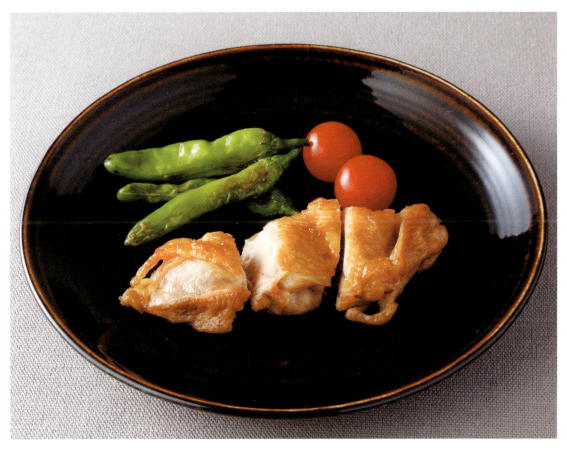

 照り焼きは、たれをつけないフライパン焼きにして減塩を

鶏肉の照り焼き

材料（1人分）

- 鶏もも肉（皮つき） …………… 60g
- サラダ油 ……… 小さじ2/3弱（3g）
- A［ 酒 …………………… 小さじ1
  　しょうゆ・みりん
  　　　………… 各小さじ1弱（5g）］
- ししとうがらし ………… 3本（15g）
- ミニトマト ……………… 2個（40g）

作り方

1. 鶏肉は、皮にフォークで穴を数か所にあける。ししとうがらしは竹串で穴を数か所あける。

2. フライパンに油を熱し、ししとうがらしを入れて焼き色がつくまで弱火でいため、とり出す。

3. 2のフライパンに鶏肉を皮目を下にして入れ、きつね色になるまで10分焼く。鶏肉を裏返し、Aをまわし入れ、落としぶたをして弱火で5分焼く。フライパンをときどき揺すり、鶏肉を再び裏返して、全体にたれをからませる。竹串を刺して、透明な肉汁が出れば焼き上がり。

4. 3を一口大に切って皿に盛り、ししとうがらし、ミニトマトを添える。

栄養価（1人分）

- エネルギー ▶ 189kcal
- たんぱく質 ▶ 11.2g
- カリウム ▶ 364mg
- リン ▶ 129mg
- 食塩相当量 ▶ 1.0g

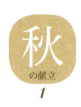

秋の献立 1

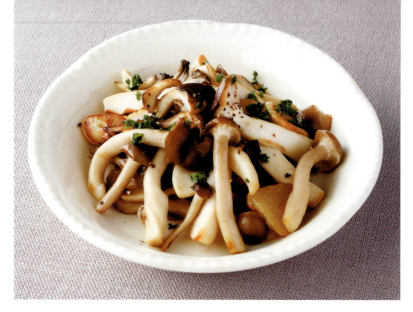

副菜

きのこは数種類を組み合わせてうま味をアップ

きのこのソテー

栄養価（1人分）
- エネルギー ▶ 105kcal
- たんぱく質 ▶ 2.4g
- カリウム ▶ 281mg
- リン ▶ 70mg
- 食塩相当量 ▶ 1.1g

材料（1人分）
- エリンギ・しめじ類 …… 各30g
- まいたけ …………………… 20g
- にんにく（薄切り）…… 1かけ（5g）
- オリーブ油 …… 小さじ1弱（5g）
- A ┌ バター ………………………… 5g
  │ 塩 …… ミニスプーン1弱（1g）
  └ 白ワイン …… 小さじ2/3弱（3g）
- パセリ（みじん切り）………… 少量
- あらびき黒こしょう ………… 少量

作り方
1. きのこはそれぞれ石づきを切り落とし、エリンギは細く裂き、しめじとまいたけはほぐす。水に30分ほどつけ、ざるにあげて水けをきる。
2. フライパンにオリーブ油½量を熱し、にんにくをいためる。香りが立ったら強火にして残りのオリーブ油を加え、1を加えて3分いためる。
3. Aを加えて3分いため、パセリとこしょうをふる。

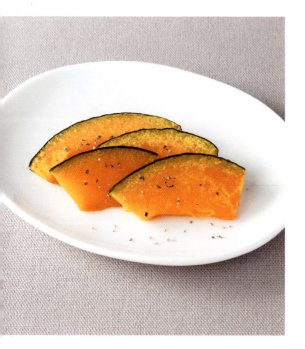

副菜

焼くだけで、かぼちゃは甘くておいしい！

かぼちゃのオイル焼き

栄養価（1人分）
- エネルギー ▶ 86kcal
- たんぱく質 ▶ 0.8g
- カリウム ▶ 181mg
- リン ▶ 18mg
- 食塩相当量 ▶ 0.1g

材料（1人分）
- かぼちゃ ……… 皮つき40g
- オリーブ油 …… 小さじ¾
- バター ………………… 3g
- あらびき黒こしょう ‥ 少量

作り方
1. かぼちゃは8mm厚さに切る。
2. フライパンにオリーブ油とバターを熱し、1を入れて2分焼く。裏返して1分焼き、こしょうをふる。

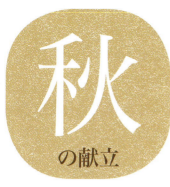

秋の献立 2

"青背魚のサンマでEPA、DHAを補給。きのこでうま味をプラス"

栄養価（1人分）
- エネルギー ▶ 710kcal
- たんぱく質 ▶ 23.5g
- カリウム ▶ 546mg
- リン ▶ 308mg
- 食塩相当量 ▶ 1.8g

 主菜 サンマの梅干し煮（→36ページ）

 主食 きのこの炊き込みごはん（→37ページ）

 デザート みたらし団子（→37ページ）

腎健アドバイス

- 梅干しは塩分が高いのですが、酸味があるので、しょうゆなどの調味料を減らすことができます。

- サンマには良質なたんぱく質、貧血予防に効果がある鉄、粘膜をじょうぶにするビタミンA、骨や歯の健康に欠かせないカルシウム、カルシウムの吸収を助けるビタミンDが多く含まれます。

- サンマなどの青背魚には、血中のコレステロールや中性脂肪を低下させる働きを持つDHA（ドコサヘキサエン酸）やEPA（エイコサペンタエン酸）が多く含まれます。腎臓病の人は動脈硬化の予防に積極的にとりたい脂肪酸です。

- みたらし団子は市販品もありますが、自分で作ることで塩分がコントロールできます。

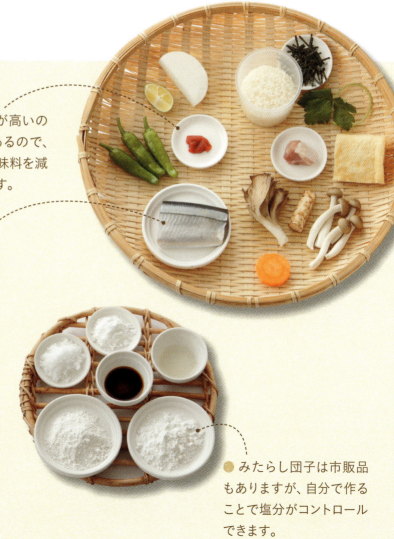

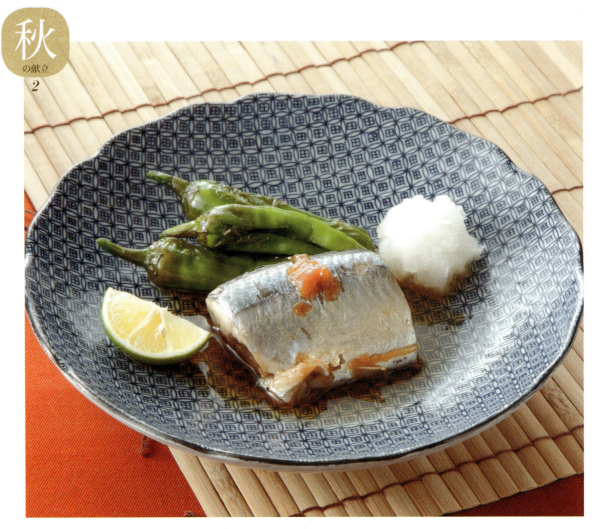

梅干しでさっぱりとした味わいに

サンマの梅干し煮

材料（1人分）

- サンマ（頭と内臓を除く）………… 60g
- A
  - しょうゆ・みりん… 各小さじ½
  - 酒 ……………………… 小さじ1
  - 水 ……………………… 大さじ1
- 梅干し（塩分8％のもの）………… 5g
- ししとうがらし ……………… 20g
- おろし大根……………………… 30g
- すだち ………………………… ¼個

作り方

1. サンマは包丁の刃先でぬめりをとり、洗う。
2. ししとうがらしは竹串で穴を数か所あける。梅干しは種をとり、ほぐす。
3. フライパンを熱し、ししとうがらしを焼き色がつくまで弱火で1分ほど焼く。
4. なべにAと梅干しを入れて火にかける。煮立ったらサンマを加え、落としぶたをして弱火で20分ほど煮る（落としぶたは、水でぬらしたキッチンペーパーやアルミ箔でも代用可能）。
5. 皿にサンマを盛り、ししとうがらし、おろし大根、すだちを添え、煮汁をかけて梅干しを飾る。

栄養価（1人分）

- エネルギー ▶ 210kcal
- たんぱく質 ▶ 11.4g
- カリウム ▶ 277mg
- リン ▶ 121mg
- 食塩相当量 ▶ 1.0g

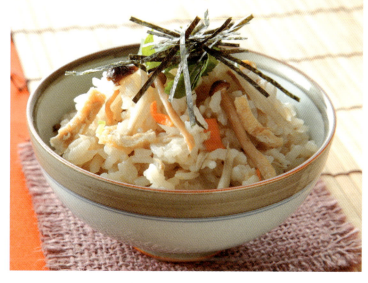

主食

具だくさんにすることで食べごたえアップ！

きのこの炊き込みごはん

1章　春夏秋冬の献立　秋

栄養価（1人分）
- エネルギー ▶ 403kcal
- たんぱく質 ▶ 10.6g
- カリウム ▶ 248mg
- リン ▶ 168mg
- 食塩相当量 ▶ 0.4g

材料（炊き上がり約1000g・5人分）
- 鶏もも肉（皮つき）・油揚げ ……… 各50g
- まいたけ・しめじ類 ……… 各50g
- ごぼう・にんじん ……… 各25g
- 米 ……… 3合（450g）
- A ┃ しょうゆ ……… 小さじ2½
  ┃ 酒 ……… 小さじ2
  ┃ みりん ……… 小さじ1⅔
- 刻みのり ……… ひとつまみ
- 三つ葉 ……… 15g

作り方

1. 米は炊く30分前に洗い、ざるにあげて水けをきる。
2. 鶏肉は2cm角に切り、油揚げは細切りにする。きのこはほぐす。ごぼうは笹がきに、にんじんは2cm長さの短冊切りにする。三つ葉は2cm長さに切る。
3. 炊飯器の内釜に米とAを入れ、3合の線まで水を注ぎ入れ、2の三つ葉以外を加えてさっと混ぜて普通に炊く。
4. めしわんに盛り、三つ葉と刻みのりをのせる。

デザート

手作りして減塩の一品に

みたらし団子

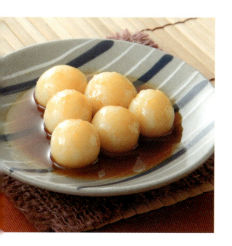

材料（1人分）
- A ┃ 白玉粉・上新粉 ……… 各10g
  ┃ 水 ……… 大さじ1⅓〜2⅔
- B ┃ 砂糖 ……… 小さじ1
  ┃ しょうゆ・みりん… 各小さじ½
- ┃ かたくり粉 ……… 小さじ⅓
  ┃ 水 ……… 小さじ1

栄養価（1人分）
- エネルギー ▶ 97kcal
- たんぱく質 ▶ 1.5g
- カリウム ▶ 21mg
- リン ▶ 19mg
- 食塩相当量 ▶ 0.4g

作り方

1. 小なべにBを入れてひと煮立ちさせ、水どきかたくり粉をまわし入れてとろみをつける。
2. ボールにAを混ぜ合わせ、水を少しずつ加えて練る。耳たぶくらいのかたさになったら6等分して丸める。
3. なべに湯をたっぷり沸かし、2を入れて浮き上がるまでゆでる。冷水にとってさまし、水けをきる。
4. 器に盛り、1のたれをかける。

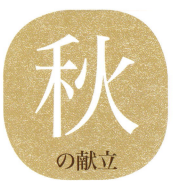

秋の献立 3

"サバはカレー味をきかせて減塩。素揚げ野菜でエネルギーをアップしています"

 サバのカレームニエル（→39ページ）

 ブロッコリーのおかかあえ（→40ページ）

 柿なます（→40ページ）

 ごはん　ごはんの種類は、普通のごはん、低たんぱくごはんなど、たんぱく質の制限量に合わせて選んでください（→111ページ）。

献立の栄養価（1人分）
- エネルギー ▶ 734kcal
- たんぱく質 ▶ 23.9g
- カリウム ▶ 1006mg
- リン ▶ 325mg
- 食塩相当量 ▶ 1.6g

※ごはんは精白米ごはん150gで算出しています。

腎健アドバイス

● ブロッコリーは、じかに焼いたり電子レンジで加熱したりして火を通す方法もありますが、カリウムをできるだけ減らすために熱湯でゆでこぼすようにしましょう。

● 柿、大根、にんじんは、せん切りにして水にさらすことでカリウムを減らすことができます。

● サバのカレームニエルはカレー粉のほかに、白ワイン、バジル、レモンで香味をつけるなど減塩のくふうをします。

● 主菜のつけ合わせの野菜は素揚げしてエネルギーアップ。油のこくと香ばしさが加わるので、味つけをしなくても美味です。

● 削りガツオにはうま味があり、減塩料理におすすめの食材です。

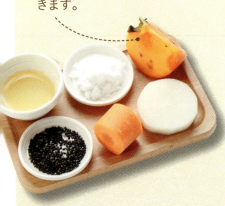
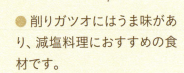

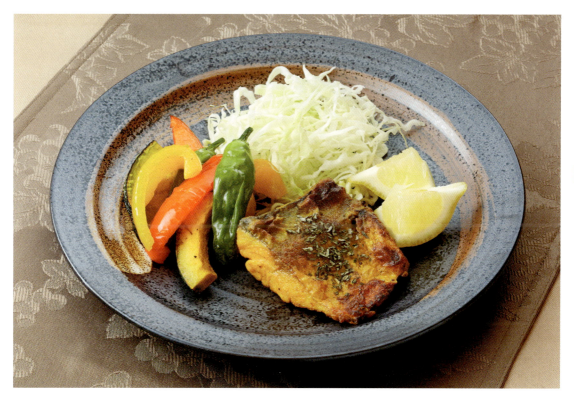

 脂がのったサバにカレー風味がよく合う

サバのカレームニエル

材料（1人分）

- サバ …………………… 60g
- 塩 ………… ミニスプーン1弱（1g）
- こしょう ………………… 少量
- A
  - カレー粉 ………… 小さじ1½
  - 薄力小麦粉 ……… 小さじ1⅔
- サラダ油 …………… 小さじ2
- 白ワイン …………… 小さじ1
- キャベツ ………………… 30g
- パプリカ（赤・黄）・かぼちゃ（皮つき）・ししとうがらし …… 各20g
- 揚げ油
- バジル（ホール） ……………… 少量
- レモンのくし形切り ……… 1切れ

作り方

1. サバは塩とこしょうをふり、5分おく。

2. キャベツはせん切りにして水にさらし、水けをきる。パプリカとかぼちゃは縦に食べやすい大きさに切り、ししとうがらしは切り目を1本入れる。

3. サバはキッチンペーパーなどで水けをふきとる。混ぜ合わせたAをサバ全体にまぶす。

4. フライパンに油を熱し、サバの皮を下になるように入れて1分ほど焼き、裏返して弱火にして2分ほど焼く。白ワインをふりかけ、ふたをして30秒蒸し焼きにする。

5. 揚げ油を170℃に熱し、パプリカ、ししとうがらしは30秒ほど、かぼちゃは1～2分ほど揚げる。

6. 器に4を盛り、バジルをふる。5とキャベツを盛り合わせ、レモンを半分に切って添える。

 調理ポイント

サバのほかに、サンマ、カツオなどの青背魚や、サケ、ヒラメやスズキなどの白身魚でもおいしく作れます。

栄養価（1人分）

- エネルギー ▶ 390kcal
- たんぱく質 ▶ 14.7g
- カリウム ▶ 567mg
- リン ▶ 180mg
- 食塩相当量 ▶ 1.2g

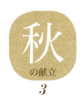

秋の献立 3

 副菜

おかかと白ごまのうま味で塩いらず

ブロッコリーのおかかあえ

栄養価（1人分）
- エネルギー ▶ 34kcal
- たんぱく質 ▶ 4.8g
- カリウム ▶ 216mg
- リン ▶ 74mg
- 食塩相当量 ▶ 0.4g

材料（1人分）
- ブロッコリー …………… 50g
- 削りガツオ ……………… 3g
- しょうゆ ……………… 小さじ1/3
- いり白ごま …………… 小さじ1/2

作り方
1. ブロッコリーは小房に分け、ややかためにゆでる。
2. 削りガツオとしょうゆを合わせ、ブロッコリーをあえる。器に盛り、ごまをふる。

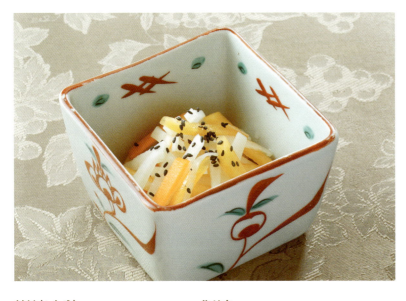

 副菜

野菜を柿の甘さでいただきます

柿なます

材料（1人分）
- 柿・大根 ……………… 各30g
- にんじん ……………… 20g
- 塩 ……………………… ひとつまみ
- A [酢 …………………… 小さじ2
    砂糖 ………………… 小さじ1 2/3]
- いり黒ごま …………… 小さじ1/2

作り方
1. 大根とにんじんはせん切りにし、塩をふって3分ほどおく。水に2〜3回さらして塩けを抜き、水けを絞る。
2. 柿は大根、にんじんと同じ大きさのせん切りにする。
3. ボールに1、2を合わせ、混ぜ合わせたAであえて器に盛る。ごまをふる。

栄養価（1人分）
- エネルギー ▶ 58kcal
- たんぱく質 ▶ 0.6g
- カリウム ▶ 179mg
- リン ▶ 20mg
- 食塩相当量 ▶ 0g

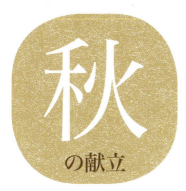

秋の献立 4

"魚介の中でたんぱく質の少ない イカ、エビ、貝類を選んで ボリューム満点に"

献立の栄養価（1人分）
- エネルギー ▶ 688kcal
- たんぱく質 ▶ 31.4g
- カリウム ▶ 1089mg
- リン ▶ 464mg
- 食塩相当量 ▶ 2.8g

※ごはんは精白米ごはん150gで算出しています。

1章　春夏秋冬の献立　秋

 主菜 海鮮八宝菜（→42ページ）

 副菜 ピーマンとじゃが芋の酢の物（→43ページ）

 主食 ごはん　ごはんの種類は、普通のごはん、低たんぱくごはんなど、たんぱく質の制限量に合わせて選んでください（→111ページ）。

 デザート 洋梨の赤ワイン煮（→43ページ）

 腎健アドバイス

● ピーマン、じゃが芋は切って水にさらすとカリウムが流出しますが、せん切りにしてから水にさらすと、さらにカリウムを減らすことができます。水にさらすことでシャキシャキとした食感になるのも利点です。

● 海鮮八宝菜には、良質なたんぱく質である豚肉、魚介類を使います。イカ、エビ、貝類は魚介類の中ではたんぱく質が少ない食材です。ただ、1品のたんぱく質量は多いので、制限がきびしい人は魚介類の量を減らしてください。

● カリウム量が気になり、果物が食べられないことがあります。洋梨を赤ワイン煮にすると、煮汁にカリウムが流出します。赤ワインで煮る前にゆでこぼしてもよいでしょう。砂糖でエネルギーをプラスします。

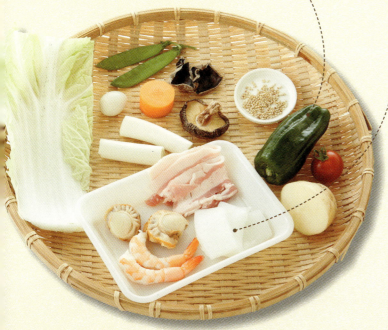
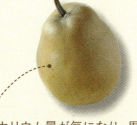

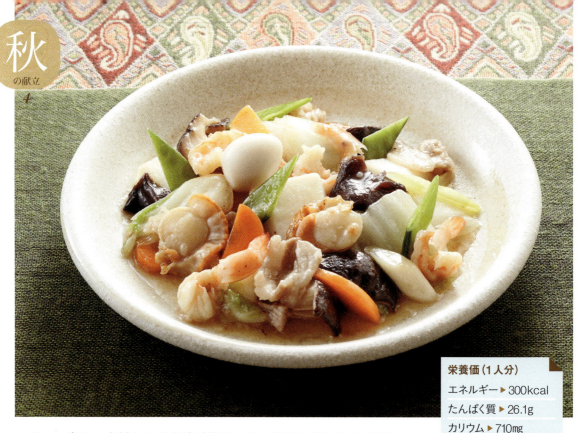

栄養価（1人分）
- エネルギー ▶ 300kcal
- たんぱく質 ▶ 26.1g
- カリウム ▶ 710mg
- リン ▶ 371mg
- 食塩相当量 ▶ 2.5g

 多くの食材からうま味が出るので、塩分を足さなくて充分！

海鮮八宝菜

材料（1人分）

- 豚もも肉 …… 30g
- かたくり粉 …… 小さじ1
- イカ・むきエビ …… 各30g
- ホタテ貝 …… 2個（40g）
- うずらの卵（水煮）…… 1個（10g）
- 白菜 …… 40g
- 玉ねぎ・にんじん …… 各20g
- ねぎ …… 10g
- 干ししいたけ …… 1枚（2g）
- きくらげ …… 乾2g
- さやえんどう …… 2枚（4g）
- サラダ油 …… 小さじ2
- A
  - 砂糖 …… 小さじ2/3
  - 顆粒鶏がらだし・しょうゆ・酒 …… 各小さじ1/3
  - 塩 …… ミニスプーン1弱（1g）
  - 水 …… 大さじ1
  - こしょう …… 少量
- かたくり粉 …… 小さじ1
- 水 …… 小さじ1

作り方

1. 干ししいたけ、きくらげはそれぞれ水でもどし、水けをきる。さやえんどうは斜め半分に切り、さっとゆでて水にとり、水けをきる。

2. 白菜はざく切りに、玉ねぎはくし形切りに、にんじんは5mm厚さの半月切りにし、ねぎは3cm長さの斜め切りにする。

3. 1の干ししいたけはにんじんと同じくらいの大きさに切り、きくらげは一口大に切る。

4. イカは食べやすい大きさに切る。イカ、エビ、ホタテ貝は熱湯にさっと通す。

5. 豚肉は一口大に切り、かたくり粉をまぶす。

6. フライパンに油を熱し、4、5を3分いためる。2、3とうずらの卵を加えて3分いため、火が通ったらAを加えて混ぜ合わせる。煮立ったら、水どきかたくり粉をまわし入れてとろみをつける。

7. 器に盛り、さやえんどうを散らす。

 調理ポイント

水どきかたくり粉はだまにならないよう、煮立ったところに加え、手早く混ぜ合わせましょう。

副菜

心地よい食感を楽しんで

ピーマンとじゃが芋の酢の物

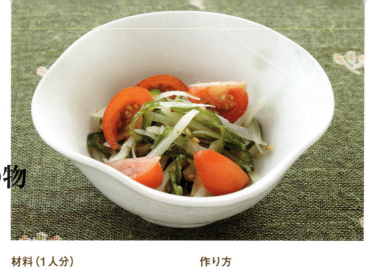

栄養価（1人分）
- エネルギー ▶ 98kcal
- たんぱく質 ▶ 1.4g
- カリウム ▶ 277mg
- リン ▶ 36mg
- 食塩相当量 ▶ 0.3g

材料（1人分）
ピーマン	30g
じゃが芋	40g
ミニトマト	1個(15g)
A ┌ 砂糖	小さじ1⅔
│ 酢	小さじ1⅔弱(8g)
│ しょうゆ	小さじ⅓
└ ごま油	小さじ1弱(3g)
いり白ごま	小さじ½
一味とうがらし	好みで適量

作り方
1. ピーマン、じゃが芋はそれぞれせん切りにして水に30分ほどさらす。じゃが芋は、40秒ほどゆで、氷水にとって冷やし、ざるにあげて水けをきる。
2. ボールにAを混ぜ合わせ、ピーマンとじゃが芋を加えてあえ、冷蔵庫で冷やす。
3. ミニトマトはくし形に切る。器に2を盛ってミニトマトを添え、ごまと一味とうがらしをふる。

 デザート

幸水、豊水、二十世紀などの和梨で作ってもおいしい！

洋梨の赤ワイン煮

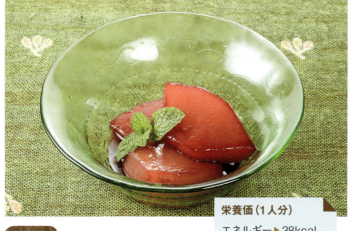

調理ポイント

できたてよりも、3日ほどたったころがさらに美味。冷蔵で5日間ほど保存できるので、まとめて作っておいても。

栄養価（1人分）
- エネルギー ▶ 38kcal
- たんぱく質 ▶ 0.1g
- カリウム ▶ 58mg
- リン ▶ 6mg
- 食塩相当量 ▶ 0g

材料（1人分）
洋梨(ラ・フランス)	⅛個(30g)
A ┌ 赤ワイン	大さじ1弱(13g)
│ 水	小さじ2
│ 砂糖	小さじ1
└ レモン果汁	2g
ミントの葉	好みで適量

作り方
1. 小なべにAを入れて火にかけ、砂糖を煮とかす。
2. 洋梨は一口大に切って加え、沸騰したらアクをとり除き、弱火で10分、煮汁が半分程度になるまで煮る。なべに入れたままさます。
3. 冷蔵庫で30分以上冷やし、食べるときにミントを飾る。

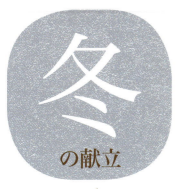

冬の献立 1

"エビ、貝類はたんぱく質が少ないので、ボリュームがほしいときにおすすめ！"

献立の栄養価（1人分）
- エネルギー ▶ 1115kcal
- たんぱく質 ▶ 26.0g
- カリウム ▶ 830mg
- リン ▶ 421mg
- 食塩相当量 ▶ 1.9g

※ごはんは精白米ごはん150gで算出しています。

 主菜 シーフードホワイトシチュー（→45ページ）

 副菜 シーザーサラダ（→46ページ）

 主食 ごはん　ごはんの種類は、普通のごはん、低たんぱくごはんなど、たんぱく質の制限量に合わせて選んでください（→111ページ）。

 デザート カップケーキ（→46ページ）

 腎健アドバイス

● サケは生ザケを使いましょう。甘塩ザケは塩分が高いので、生ザケを自分で調味することが塩分コントロールに重要です。

● シーザーサラダは、ドレッシングに塩を加えず、マヨネーズや粉チーズを使って減塩を心がけています。また、野菜はちぎって水にさらしてカリウム量を減らします。

● シーフードホワイトシチューの魚介類は、たんぱく質制限の範囲内で調整しましょう。肉よりも低たんぱくのエビや貝類を選ぶと、食べる量を増やすことができます。

● ホワイトシチューの調味は固形ブイヨンのみ。もの足りないときは塩少量（1人あたり0.4g）を加えてもよいでしょう。きちんと計量して加えてください。

● カップケーキのマーガリンは食塩不使用のものを使い、塩分をおさえます。

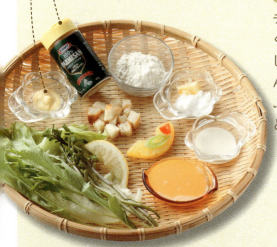

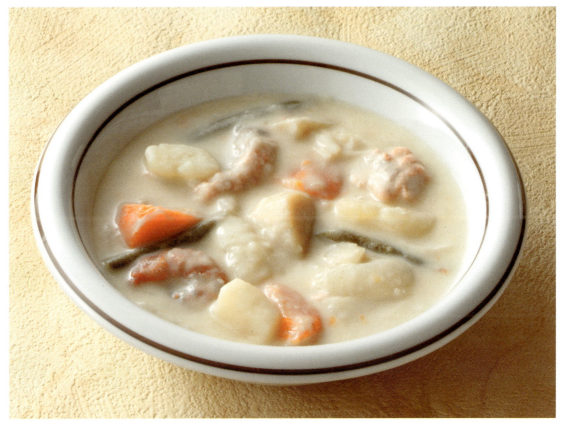

ホワイトソースがだまにならず簡単！

シーフードホワイトシチュー

材料（1人分）

生ザケ・ホタテガイ・無頭エビ	各20g
じゃが芋	30g
にんじん・玉ねぎ	各20g
さやいんげん	4枚（10g）
バター	15g
薄力小麦粉	大さじ1強（10g）
こしょう	少量
固形ブイヨン	2g
A　生クリーム	¼カップ
牛乳	大さじ2
白ワイン	小さじ1
こしょう	少量

作り方

1. サケ、ホタテ、エビ、じゃが芋、にんじんは一口大に切る。玉ねぎは5mm厚さのくし形に、さやいんげんは2cm長さに切る。
2. なべに水1½カップを沸騰させ、固形ブイヨンをとかす。
3. 別のなべにバターの½量をとかし、サケ、ホタテ、エビを強火で7～8分いためる。エビの色が変わってきたら玉ねぎを加えていため、じゃが芋、にんじん、さやえんどうを加えて10分いためる。
4. こしょうをふり、残りのバターを加えてとかす。小麦粉をふり入れ、だまにならないように混ぜながら1分いためる。
5. 2を加え、弱火で15分煮る。途中なべ底が焦げつかないように木べらで混ぜる。Aを加え、こしょうをふって再び煮立てる。

栄養価（1人分）

- エネルギー ▶ 496kcal
- たんぱく質 ▶ 16.3g
- カリウム ▶ 558mg
- リン ▶ 245mg
- 食塩相当量 ▶ 1.4g

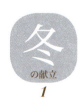

冬の献立 1

ドレッシングは手作り
して塩分を調整

シーザーサラダ

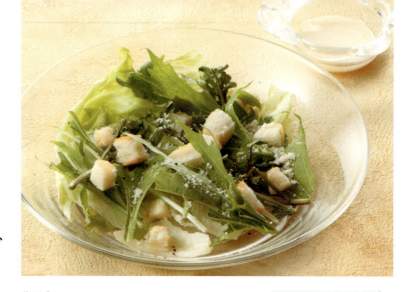

材料（1人分）

- レタス …………………… 20g
- 水菜（京菜）・クレソン ……… 各5g
- A ┌ マヨネーズ ………… 小さじ2½
  │ オリーブ油・レモン果汁
  └ …………………… 各小さじ1
- 食パン …………………… 5g
- 粉チーズ ………………… 小さじ1
- あらびき黒こしょう ………… 少量

作り方

1. レタスは一口大にちぎり、水菜とクレソンも食べやすい大きさにちぎる。合わせて氷水にさらしてパリッとさせ、ざるにあげて水けをきる。
2. パンは耳を落とし、オーブントースターで焼き色がつくまで焼き、1cm角に切る。
3. ボールにAを混ぜ合わせる（ドレッシング）。
4. 器に1を盛り、3をかけ、2を散らす。粉チーズとこしょうをふる。

栄養価（1人分）

- エネルギー ▶ 145kcal
- たんぱく質 ▶ 1.9g
- カリウム ▶ 107mg
- リン ▶ 37mg
- 食塩相当量 ▶ 0.3g

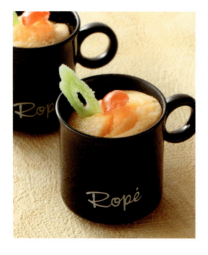

栄養価（1個分）

- エネルギー ▶ 222kcal
- たんぱく質 ▶ 4.0g
- カリウム ▶ 121mg
- リン ▶ 88mg
- 食塩相当量 ▶ 0.2g

マグカップが型がわりなので、型がなくてもOK！

カップケーキ

材料（80mlの容器2個分）

- マーガリン（食用不使用・または
  バター＜食塩不使用＞）………… 14g
- 砂糖 ………… 大さじ2強（24g）
- 卵（割りほぐす） ……………… 32g
- A ┌ 薄力小麦粉 …………………… 40g
  └ ベーキングパウダー … 小さじ½
- 牛乳 ………… 大さじ1強（16g）
- パイナップル（缶詰め） ………… 34g
- チェリー（缶詰め） ……… 10g（1個）
- アンゼリカ ………… あれば適量

作り方

1. マーガリンはボールに入れて室温でやわらかくする。Aは合わせてふるいにかける。パイナップルは1cm角に切る。
2. マーガリンを泡立て器でクリーム状になるまでよく混ぜ、砂糖を3回に分けて加え、泡立て器ですり混ぜる。卵を少しずつ加えて混ぜ合わせる。
3. 2にAを加え、ゴムべらでさっくりと混ぜる。
4. 牛乳を人肌に温めて3に加えてゴムべらで混ぜ、パイナップルを加え混ぜる。
5. 容器の6〜7分目まで4を流し入れ、180℃に温めたオーブンの中段で15〜20分焼く。チェリーとアンゼリカを飾る。

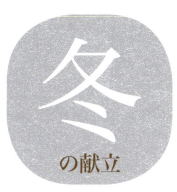

冬の献立 2

"いつもの揚げ物を
オーブンで焼くタイプに
ひとくふうしました"

1章　春夏秋冬の献立　冬

献立の栄養価（1人分）
エネルギー ▶ 532kcal
たんぱく質 ▶ 22.3g
カリウム ▶ 828mg
リン ▶ 292mg
食塩相当量 ▶ 2.3g

※ごはんは精白米ごはん150gで算出しています。

 主菜　**串カツ風**（→48ページ）

 副菜　**冬野菜のしのだ巻き**（→49ページ）

 主食　**ごはん**　ごはんの種類は、普通のごはん、低たんぱくごはんなど、たんぱく質の制限量に合わせて選んでください（→111ページ）。

 デザート　**しょうが湯**（→49ページ）

腎健アドバイス

● しょうが湯はエネルギー補給のための飲み物です。はちみつを増やして甘味とエネルギーを補ってもOK。はちみつ小さじ2/3（5g）のエネルギーは15kcalです。

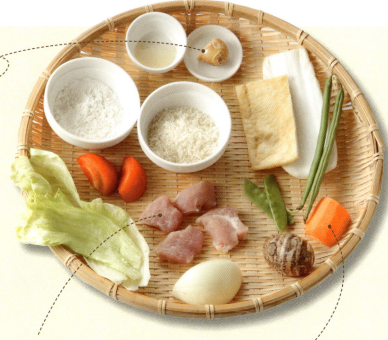

● 揚げ物の串カツを、衣をつけてオーブンで焼いて「串カツ風」にするのも美味です。揚げるよりもエネルギーは低くなりますが、香ばしく焼いた衣で食べごたえはしっかりあります。

● 豚もも肉はエネルギーを高めるため、脂身つきを選びましょう。

● 冬野菜のしのだ巻きの野菜や芋は、下ゆですることでカリウム量を減らすことができます。また、煮つめると味が濃くなるので要注意。煮汁はすべて摂取しないようにしましょう。

冬の献立 2

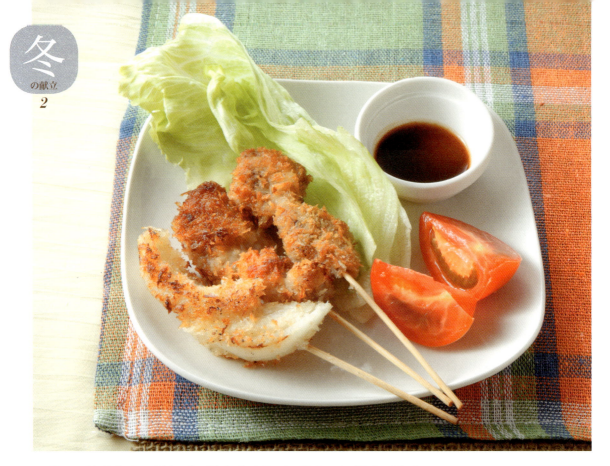

主菜 焼き色をつけたパン粉をまぶして、串カツに見立てます

串カツ風

材料（1人分）

- 豚もも肉 …………………… 50g
- 塩 ………… ミニスプーン1弱（1g）
- こしょう ………………… 少量
- 玉ねぎ ……………………… 30g
- パン粉 ………… 大さじ3強（10g）
- 薄力小麦粉 …… 大さじ1強（10g）
- 水 ………………………… 小さじ1
- トマト ……………………… 30g
- レタス ……………………… 20g
- ウスターソース ………… 小さじ1

作り方

1. 豚肉は2cm幅に切り、包丁の背で軽くたたき、塩、こしょうをふって串2本に等分に刺す。玉ねぎはくし形切りにし、別の串に刺す。
2. フライパンを熱し、パン粉を均等に並べ、弱火から中火で5分ほどいって焼き色をつける。
3. 小麦粉に水を少量ずつ加え、だまができないようにかき混ぜる。
4. **1**に**3**をからめ、**2**をまぶして天板にのせ、200℃に温めたオーブンで15分焼く。
5. トマトはくし形に切る。器にレタスを敷いて**4**、トマトを盛り、ソースを添える。

調理ポイント

・豚肉と玉ねぎを交互に串に刺してもおいしい。玉ねぎのかわりにピーマンやししとうがらしもよいでしょう。

・オーブントースターにアルミ箔を敷き、10分ほど焼いてもOK。

栄養価（1人分）

- エネルギー ▶ 171kcal
- たんぱく質 ▶ 14.0g
- カリウム ▶ 382mg
- リン ▶ 148mg
- 食塩相当量 ▶ 1.6g

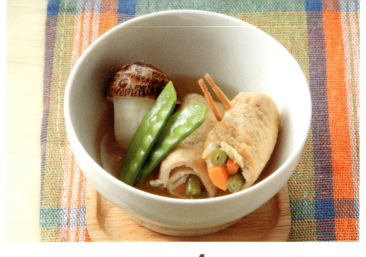

 副菜

野菜を油揚げで巻き、甘辛く
冬野菜の
しのだ巻き

1章 春夏秋冬の献立 冬

材料(1人分)
油揚げ	15g
白菜(外側の大きめの葉)	1枚(40g)
にんじん	15g
さやいんげん	2本(10g)
さやえんどう	2枚(5g)
里芋	30g

A [水 …… ½カップ
  しょうゆ …… 小さじ1
  みりん …… 小さじ½
  顆粒鶏がらだし(または顆粒和風だし)・砂糖 …… 各小さじ⅔]

作り方
1 白菜は1枚のままで熱湯でゆでる。

2 油揚げは熱湯をまわしかけて油抜きをし、半分に開く。にんじんは油揚げの幅に合わせて棒状に切り、ゆでる。さやいんげんとさやえんどうは筋をとり、さっとゆでる。

3 まな板に油揚げを広げ、大きさを合わせて白菜を敷き、手前ににんじん2本とさやいんげん1本をのせて巻く。巻き終わりをつまようじで留める。

4 里芋は松たけの形になるように上部の皮を残して皮をむき、やわらかくなるまで熱湯でゆでる。

5 なべにAを強火で煮立て、3、4を弱火で15分煮含める。器に盛り、煮汁をかけ、さやえんどうを添える。

栄養価(1人分)
- エネルギー ▶ 92kcal
- たんぱく質 ▶ 4.4g
- カリウム ▶ 385mg
- リン ▶ 91mg
- 食塩相当量 ▶ 0.7g

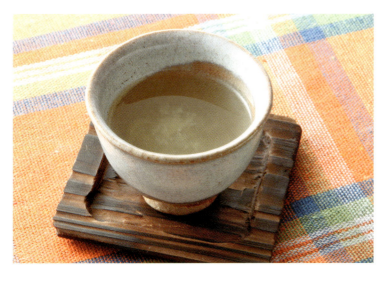

材料(1人分)
しょうが	1かけ(5g)
はちみつ	小さじ⅔
熱湯	1カップ
レモン果汁	小さじ1弱(3g)

作り方
1 しょうがはすりおろす。

2 器にしょうが、はちみつを入れて混ぜ、熱湯を注ぐ。レモン汁を加えて混ぜ合わせる。

 デザート

レモンのかわりにゆずを使ってもおいしい!
体がポカポカ温まります
しょうが湯

栄養価(1人分)
- エネルギー ▶ 17kcal
- たんぱく質 ▶ 0.1g
- カリウム ▶ 17mg
- リン ▶ 2mg
- 食塩相当量 ▶ 0g

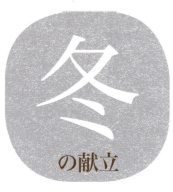

冬の献立 3

"市販のおせち料理は味が濃いめ。塩分をとりすぎないように、手作りのものもとり入れて！"

献立の栄養価（1人分）
- エネルギー ▶ 795kcal
- たんぱく質 ▶ 25.2g
- カリウム ▶ 1438mg
- リン ▶ 361mg
- 食塩相当量 ▶ 3.6g

※ごはんは精白米ごはん150gで算出しています。

 主菜 牛肉八幡巻き（→51ページ）

 主菜 お煮しめ（→52ページ）

 副菜 菊花かぶら（→52ページ）

 主食 ごはん　ごはんの種類は、普通のごはん、低たんぱくごはんなど、たんぱく質の制限量に合わせて選んでください（→111ページ）。

腎健アドバイス

● 主菜の八幡巻きに使うにんじんやさやいんげんは下ゆでしてやわらかくしますが、カリウムを減らす効果もあります。

● 牛薄切り肉が野菜を巻くことでボリュームアップ。肉の量のもの足りなさを感じさせません。甘辛い味をしっかりつけるので、調味料はきちんと計量し、使いすぎないようにしましょう。

● お煮しめは、しょうゆとみりんのしっかりした味わいです。牛肉の八幡巻き同様に、調味料はきちんと計り、使いすぎないことが塩分を減らすコツ。また、しっかりした味わいの料理は、たくさん食べずに少量を楽しむこともたいせつです。

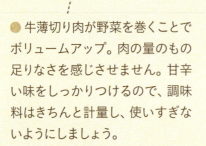

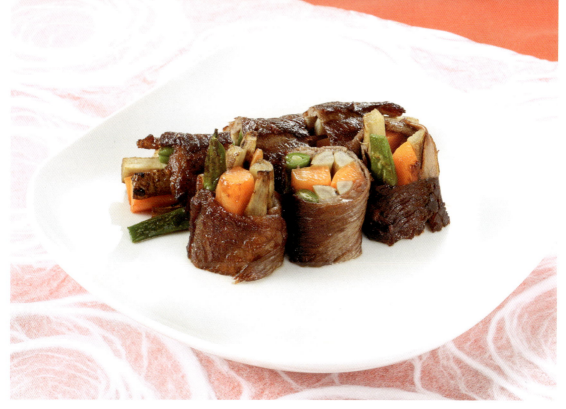

 主菜

根を深く張るというごぼうを巻いて縁起よく

牛肉八幡巻き

材料（1人分）

牛もも薄切り肉	…………	2枚(50g)
ごぼう	…………………	40g
A	うす口しょうゆ	小さじ½
	砂糖	小さじ2
にんじん	……………………	40g
さやいんげん	…………	2本(20g)
B	砂糖	小さじ1
	しょうゆ・みりん	各小さじ1弱(5g)
	酒	小さじ1

作り方

1. Bは混ぜ合わせる。

2. ごぼうはたわしで洗うか、包丁の背で皮をこそげる。牛肉の幅に合わせて切り、さらに縦四つに切る。にんじんは牛肉の幅に合わせて切り、1cm角の棒状に切る。さやいんげんは牛肉の幅に切りそろえる。

3. なべにごぼうを入れ、浸るくらいの水、Aを入れて5分、ごぼうがやわらかくなるまで煮る。さます。

4. 別のなべでにんじんを熱湯で2分ゆで、さやいんげんを加えてさっとゆで、ざるにあげて湯をきり、さます。

5. 牛肉を広げ、にんじん、さやいんげん、ごぼうをのせてしっかり巻く（巻き終わりをつまようじで留めてもよい）。

6. フライパンを熱し、5の巻き終わりが下になるように入れ、転がしながら焼き色がつくまで5分焼く。1を加えてからめ、食べやすい大きさに切る。

栄養価（1人分）

- エネルギー ▶ 220kcal
- たんぱく質 ▶ 11.6g
- カリウム ▶ 478mg
- リン ▶ 136mg
- 食塩相当量 ▶ 1.3g

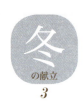

冬の献立 3

栄養価（1人分）
- エネルギー ▶ 282kcal
- たんぱく質 ▶ 9.5g
- カリウム ▶ 790mg
- リン ▶ 161mg
- 食塩相当量 ▶ 1.8g

主菜

山の幸である野菜たっぷりで栄養バランス◎

お煮しめ

材料（1人分）
- 鶏もも肉（皮つき） …………… 30g
- 里芋 ………………… 小1個（50g）
- ゆで竹の子 ………………… 40g
- ※生の竹の子が手に入ったときは、10ページのようにゆでる。
- にんじん・れんこん ……… 各30g
- ねじりこんにゃく ……………… 20g
- さやえんどう ………… 2枚（10g）
- 干ししいたけ ………………… 3g
- サラダ油 ……………… 小さじ1½
- A［しょうゆ・みりん・酒 …各小さじ2
-   砂糖 ………… 大さじ1強（10g）］
- だし ………………… ¼カップ

作り方
1. 干ししいたけは石づきを落とし、ぬるま湯でもどす。笠に十文字の飾り切りを入れる。
2. 鶏肉は一口大に切る。
3. 里芋は松たけの形になるように上部の皮を残して皮をむき、やわらかくなるまでゆでる。にんじんは1cmの輪切りにして花の形に飾り切りにする。れんこんは皮をむいて幅1cmの花形に切る。竹の子は4等分のくし形に切る。こんにゃくは1〜2分ゆでてアクを除く。さやえんどうは筋をとり、さっとゆでて水にとり、斜め半分に切る。
4. なべに油を熱し、鶏肉を5分いため、3、しいたけを加えていためる。
5. Aを加え、材料がかぶるくらいのだしを加え、落としぶたをして弱火で12〜15分、汁けが少なくなるまで煮る。器に盛り、さやえんどうを添える。

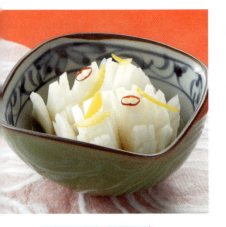

副菜

甘酢があとをひく味わい。ゆずで香りよく

菊花かぶら

材料（1人分）
- かぶ ………………… 小1個（50g）
- 塩 ……… ミニスプーン½弱（0.5g）
- A［酢 ……………………… 大さじ1
-   砂糖 ………… 小さじ1⅔（5g）
-   みりん ……………… 小さじ½
-   こんぶ ………… 5cm角1枚
-   赤とうがらし（小口切り） …… 1本］
- ゆずの皮（せん切り） ………… 少量

栄養価（1人分）
- エネルギー ▶ 41kcal
- たんぱく質 ▶ 0.3g
- カリウム ▶ 126mg
- リン ▶ 13mg
- 食塩相当量 ▶ 0.5g

作り方
1. かぶはまな板に置き、割りばし2本ではさむ。包丁が割りばしに当たるまで3mm幅に切り込みを入れる。90度回転させ、同じように切り込みを入れ、一口大に切る。塩をふり、30分おいてしんなりとなったら塩を洗い流し、水けをよく絞る。
2. 小なべにAを合わせてひと煮立ちさせ、火を消す。あら熱がとれたら1を加え、半日以上おく。
3. 器に盛り、ゆずの皮を散らす。

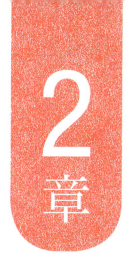

低たんぱくごはん &
めん類の献立

慢性腎臓病のかた向けのたんぱく質調整食品（くわしくは111ページ）である、低たんぱくごはんとめん類（うどん、そうめん、パスタ）を使った献立を紹介します。

54 低たんぱくごはんの献立

75 低たんぱくめん類の献立

低たんぱくごはんの献立 1

"手巻きずしはさまざまな具を少量ずつ楽しんで"

 手巻きずし6種（→55ページ）

 葉ねぎのぬた（→56ページ）

 いちごの粉砂糖がけ（→56ページ）

献立の栄養価（1人分）
- エネルギー ▶ 787kcal
- たんぱく質 ▶ 24.7g
- カリウム ▶ 915mg
- リン ▶ 372mg
- 食塩相当量 ▶ 4.9g

腎健アドバイス

● 手巻きずしの具にさまざまなたんぱく質食品を使ったので、合計量が多くなりました。各自のたんぱく質制限量に合わせて加減してください。

● 葉ねぎなどの野菜は、ゆでるとカリウムが流出します。

● 手巻きずしにつけるしょうゆはつけすぎないよう、小皿に分量のしょうゆを入れ、それ以上は足さないようにしましょう。

● いちご（果物）や野菜などのカリウムを含む食材は、計量する習慣をつけましょう。見た目の量と重量を覚えれば、毎日の食事作りや外食のときなどに便利です。

● 手巻きずしのごはんはたんぱく質調整食品（111ページ）を使いました。ごはんを低たんぱくにする分、具のたんぱく質食品を増やすことができます。低たんぱくごはんは粘りけがありますが、合わせ酢をまぶすとほぐれて食べやすくなります。

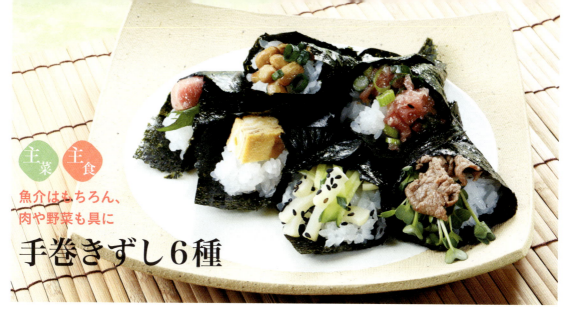

主菜 主食

魚介はもちろん、肉や野菜も具に

手巻きずし6種

材料（1人分）

低たんぱくごはん1/35（→111ページ）
　　　　　　　　　　　　　　180g
A ┌ 酒 ………… 小さじ2/3弱（3ml）
　├ 酢 …………………… 小さじ4
　├ 塩 …… ミニスプーン1弱（1g）
　└ 砂糖 ………………… 小さじ2/3
焼きのり ………… 全型1 1/2枚（6g）
しょうゆ ………………… 小さじ2
練りわさび …………… 好みで適量

▼納豆巻き
納豆 ……………………………… 10g
葉ねぎ（小口切り）……………… 3g

▼ねぎとろ巻き
マグロ（中とろ）……………… 20g
葉ねぎ（小口切り）……………… 3g

▼マグロ巻き
マグロ（中とろ）……………… 20g
青じそ ………………………… 小1枚

▼卵焼き巻き
卵（割りほぐす）……………… 20g
砂糖 …………………………… 小さじ2/3
サラダ油 ……………………… 小さじ1 1/4

▼きゅうたく巻き
きゅうり（せん切り）………… 20g
たくあん（せん切り）………… 10g
いり黒ごま …………………… 小さじ1/2

▼牛肉巻き
牛もも肉 ……………………… 20g
B ┌ 砂糖 ………………… 小さじ1
　├ 水 ………………… 大さじ1
　└ しょうゆ ………… 小さじ1/3
貝割れ菜 ………………………… 5g

作り方

1 小なべにAを入れてひと煮立ちさせ、さます。

2 低たんぱくごはんはパッケージの表示に従って温める。温かいうちに1を加え、切るように混ぜ合わせて6等分にする。

3 のりは6等分にする。

4 のりに2のすし飯をのせ、それぞれの具（右記）を巻く。しょうゆとわさびは小皿に入れて添える。

【納豆巻き】納豆とねぎを混ぜ合わせる。

【ねぎとろ巻き】マグロは包丁でたたき刻み、ねぎと合わせる。

【マグロ巻き】マグロはのりの長さに合わせて切り、青じそと巻く。

【卵焼き巻き】ボールに卵、砂糖を混ぜ合わせ、油を熱した卵焼き器に3回に分けて入れては巻く。のりの長さに合わせて切る。

【きゅうたく巻き】たくあんは30分水につけて塩抜きをし、ざるにあげて水けをきる。きゅうり、ごまと合わせる。

【牛肉巻き】なべにBを入れ、煮立ったら牛肉を加え、色が変わるまで5分ほど煮含める。貝割れ菜は根元を切り落としてさっと洗い、ざるにあげて水けをきる。

2章　低たんぱくごはん&めん類の献立

ごはん

栄養価（1人分）	納豆巻き	ねぎとろ巻き	マグロ巻き	卵焼き巻き	きゅうたく巻き	牛肉巻き
エネルギー▶	84kcal	134kcal	133kcal	109kcal	74kcal	113kcal
たんぱく質▶	2.4g	4.8g	4.7g	2.9g	1.2g	5.0g
カリウム▶	118mg	100mg	97mg	50mg	130mg	107mg
リン▶	37mg	59mg	59mg	47mg	44mg	53mg
食塩相当量▶	0.6g	0.6g	0.6g	0.3g	0.9g	0.5g

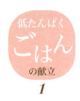

低たんぱくごはんの献立 1

 副菜

甘みそ味で葉ねぎや
油揚げが食べやすい

葉ねぎのぬた

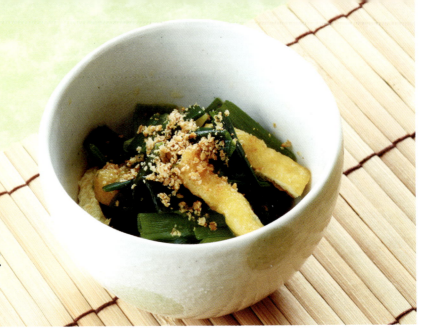

栄養価（1人分）
- エネルギー ▶ 115kcal
- たんぱく質 ▶ 3.3g
- カリウム ▶ 245mg
- リン ▶ 61mg
- 食塩相当量 ▶ 1.4g

材料（1人分）
- 葉ねぎ……………………40g
- 油揚げ……………………5g
- わかめ…………………乾3g
- A
  - たんぱく質調整みそ
    （→111ページ）………20g
  - 酢・砂糖………各小さじ1
  - みりん……………小さじ½
- すり白ごま………小さじ½
- 練りがらし……好みで小さじ⅕

作り方
1 Aは混ぜ合わせる。
2 油揚げはさっとあぶって焼き色をつけ、3cm長さの細切りにする。
3 ねぎは3cm長さに切り、しんなりとなるまでゆでてざるにあげ、水けを絞る。
4 わかめは水に3分つけてもどし、食べやすい大きさに切り、水けを絞る。
5 ボールに2、3、4を入れ、1を少しずつ加えて全体にからめる。器に盛ってごまをふり、からしを加えて混ぜ合わせる。

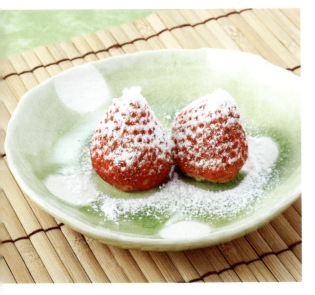

 デザート

砂糖をかけてエネルギーアップ！

いちごの粉砂糖がけ

材料（1人分）
- いちご……………………40g
- 粉砂糖……………小さじ1

作り方
いちごはへたを除いて皿に盛り、粉砂糖をまんべんなくふりかける。

栄養価（1人分）
- エネルギー ▶ 25kcal
- たんぱく質 ▶ 0.4g
- カリウム ▶ 68mg
- リン ▶ 12mg
- 食塩相当量 ▶ 0g

低たんぱくごはんの献立 2

" 低たんぱくごはんは
湯をかけてほぐし、食べやすく。
カレー味で食欲も湧きます "

 カレーチャーハン（→58ページ）

 ミモザサラダ（→59ページ）

 フルーツヨーグルト（→59ページ）

献立の栄養価（1人分）
- エネルギー ▶ 698kcal
- たんぱく質 ▶ 14.4g
- カリウム ▶ 635mg
- リン ▶ 236mg
- 食塩相当量 ▶ 1.6g

 健腎アドバイス

● ミモザサラダの野菜は切って水にさらし、カリウムを流出させます。

● 市販のドレッシングの中では、フレンチドレッシングは塩分が低めです。一方、ヘルシーな印象がある和風ドレッシングは塩分が高いことも。パッケージの栄養表示を見る習慣をつけ、たんぱく質や塩分が少ないものを選ぶようにしましょう。

● 果物の缶詰めは汁にカリウムがとけ出ているので、缶汁をきって使います。

● カレーチャーハンのごはんはたんぱく質調整食品（111ページ）を使いました。ごはんを低たんぱくにする分、副菜やデザートにもたんぱく質食品を使うことができます。粘りけがあるごはんなので、熱湯をかけてほぐすことがぱらりといため上げるコツです。

● 油をしっかり使ってごはんをいため、エネルギーを確保します。

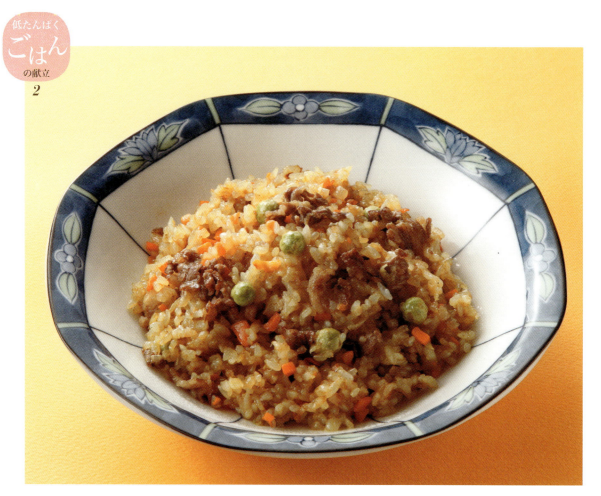

低たんぱくごはんは熱湯をかけて粘りけをおさえます

カレーチャーハン

 主菜　 主食

材料（1人分）

低たんぱくごはん1/35（→111ページ）
　………………………………… 180g
牛もも薄切り肉・玉ねぎ … 各30g
にんじん…………………………… 20g
グリーンピース（冷凍）………… 10g
サラダ油 …………… 小さじ2 1/2
A ┌ 塩 ……… ミニスプーン1弱（1g）
　│ こしょう………………………… 少量
　└ カレー粉……………… 小さじ1/2

調理ポイント

低たんぱくごはんはもちっとした食感なので、温めてから、さっと熱湯をかけるとほぐしやすくなります。

作り方

1 低たんぱくごはんはパッケージの表示に従って温める。ざるに入れて熱湯をかけ、ほぐす。

2 牛肉は1cm幅に切り、玉ねぎとにんじんはそれぞれあらみじんに切る。グリーンピースは熱湯をまわしかけ、湯をきる。

3 なべに油を強火で熱し、牛肉を加えて3分いためる。表面に焼き色がついたら玉ねぎ、にんじん、グリーンピースを加えてよくいためる。1のごはんを加えて木べらで切るようにいため、Aをふっていため合わせる。

栄養価（1人分）

エネルギー ▶ 481kcal
たんぱく質 ▶ 7.7g
カリウム ▶ 243mg
リン ▶ 105mg
食塩相当量 ▶ 1.0g

副菜

良質なたんぱく質の卵を
使って！

ミモザサラダ

栄養価（1人分）
- エネルギー ▶ 127kcal
- たんぱく質 ▶ 5.0g
- カリウム ▶ 264mg
- リン ▶ 87mg
- 食塩相当量 ▶ 0.6g

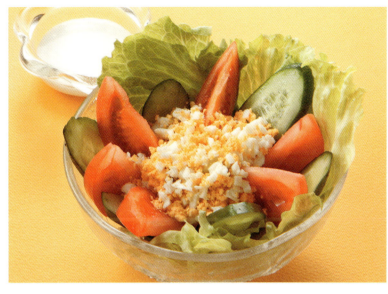

材料（1人分）
- ゆで卵・キャベツ・きゅうり ……………………………… 各30g
- トマト ……………………… 40g
- レタス ……………………… 20g
- フレンチドレッシング（市販品） ……………………………… 大さじ1

作り方

1. ゆで卵は黄身と白身に分け、白身はあらみじんに切り、黄身はほぐす。
2. キャベツは太めのせん切りに、きゅうりは斜め薄切りにする。トマトはくし形に切り、レタスはちぎる。キャベツ、きゅうり、レタスは水に30分さらし、ざるにあげて水けをきる。
3. 器にレタスを敷き、キャベツ、きゅうり、トマトを盛り合わせ、フレンチドレッシングをかけて**1**を盛る。

 デザート

缶詰めのシロップにはカリウムが
とけ出しているので、使わずに

フルーツヨーグルト

材料（1人分）
- パイナップル・みかん（ともに缶詰め） ……………………………… 各30g
- プレーンヨーグルト ………… 40g
- はちみつ ………………… 小さじ1

作り方

1. パイナップル、みかんはそれぞれざるにとり、缶汁をきる。パイナップルは食べやすい大きさに切る。
2. ボールにヨーグルトと**1**、はちみつを入れて混ぜ合わせる。

栄養価（1人分）
- エネルギー ▶ 90kcal
- たんぱく質 ▶ 1.7g
- カリウム ▶ 128mg
- リン ▶ 44mg
- 食塩相当量 ▶ 0g

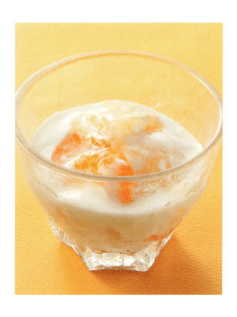

2章 低たんぱくごはん＆めん類の献立

ごはん

低たんぱくごはんの献立 3

" 低たんぱくごはんを選べば
鶏肉や卵の量が増やせます "

 親子丼（→61ページ）

 グリーンアスパラガスの
おかかあえ（→62ページ）

 ところてん（→62ページ）

献立の栄養価（1人分）
- エネルギー ▶ 533kcal
- たんぱく質 ▶ 17.4g
- カリウム ▶ 501mg
- リン ▶ 275mg
- 食塩相当量 ▶ 3.3g

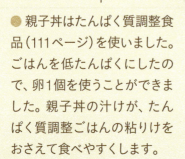
腎健アドバイス

● ところてんは低エネルギーで食物繊維が豊富。便秘の改善に役立つ食材です。添付のたれは塩分が高いので、いりごまやのりの香味を加えた手作り酢じょうゆで食べます。

● 副菜はうす味の野菜のおかかあえに。削りガツオには風味やうま味があるので、減塩に効果的です。

● 親子丼はたんぱく質調整食品（111ページ）を使いました。ごはんを低たんぱくにしたので、卵1個を使うことができました。親子丼の汁けが、たんぱく質調整ごはんの粘りけをおさえて食べやすくします。

● 親子丼の鶏肉は皮つきを使ってエネルギーを高めます。また、鶏肉を牛肉や豚肉にかえても、重量が同じであればたんぱく質量はほぼ同じです。

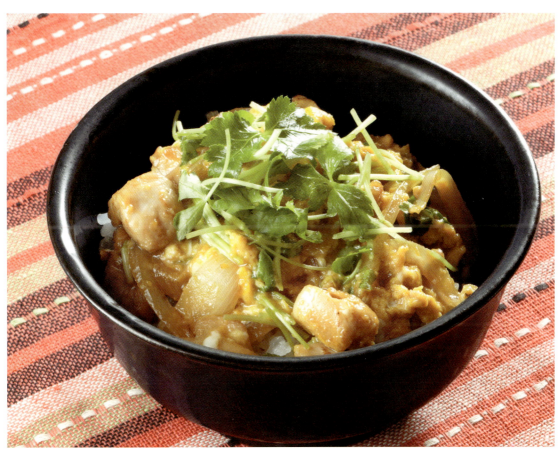

とろとろ卵とジューシーな鶏肉がたまりません

親子丼

 主菜　 主食

材料（1人分）

- 低たんぱくごはん1/35（→111ページ） …………………………… 180g
- 鶏もも肉（皮つき） …………… 40g
- 卵 ……………………… 1個（50g）
- 玉ねぎ ………………………… 30g
- 三つ葉 ………………………… 2本（3g）
- A
  - しょうゆ …………… 小さじ1 2/3
  - みりん ………… 小さじ1弱（5g）
  - 酒 ……………………… 小さじ1
  - 水 ……………………… 1/2カップ

調理ポイント

三つ葉を葉ねぎやさやえんどうにかえてもよいでしょう。

作り方

1. 鶏肉は一口大に、玉ねぎは5mm幅に切る。三つ葉は3cm長さに切り、飾り用をとり分ける。
2. 低たんぱくごはんはパッケージの表示に従って温める。
3. 卵は軽くほぐす（かき混ぜすぎないようにする）。
4. 小さめのフライパンにAを入れ煮立ったら鶏肉と玉ねぎを入れ、強めの中火で2〜3分煮る。鶏肉に火が通ったら卵の半量をまわし入れ、煮汁と卵がなじむように菜箸でところどころを軽く混ぜ、ふたをして2分ほど煮る。
5. 残りの卵と三つ葉を加えて再びふたをし、強火で10秒ほど煮て火を消す。余熱で半熟状にする。
6. 器にごはんを盛り、5をのせて飾り用の三つ葉を散らす。

栄養価（1人分）

- エネルギー ▶ 496kcal
- たんぱく質 ▶ 14.3g
- カリウム ▶ 287mg
- リン ▶ 212mg
- 食塩相当量 ▶ 2.1g

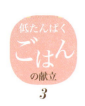

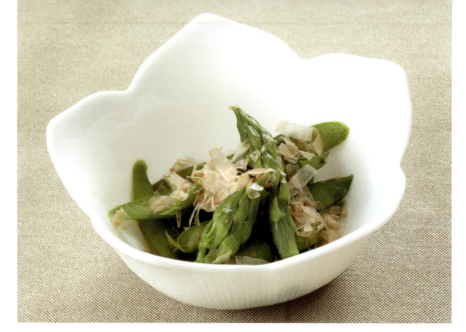

副菜 アスパラはスナップえんどう、さやいんげんにしても
グリーンアスパラガスのおかかあえ

栄養価（1人分）
- エネルギー ▶ 21kcal
- たんぱく質 ▶ 2.0g
- カリウム ▶ 173mg
- リン ▶ 42mg
- 食塩相当量 ▶ 0.3g

材料（1人分）
- グリーンアスパラガス …… 60g
- A［しょうゆ・みりん ……………… 各小さじ⅓
- 削りガツオ ………… ひとつまみ

作り方
1. アスパラは根元のかたい部分をピーラーで削る。さっとゆでてざるにあげ、湯をきり、あら熱がとれたら4～5cm長さの斜め切りにする。
2. ボールにAを入れて混ぜ合わせ、1を加えてあえ、器に盛る。削りガツオをふる。

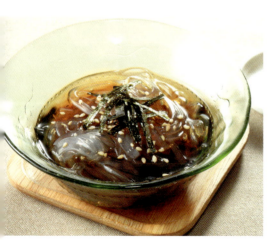

材料（1人分）
- ところてん（市販品） ………… 80g
  ※たれが別添えのものがよい。
- A［しょうゆ ……… 小さじ1弱(5g)
  　　酢 ………………… 小さじ2
- いり白ごま …………… 小さじ½
- 刻みのり ………………ひとつまみ
- 練りがらし ………… 好みで適量

作り方
1. ところてんはざるにあけ、さっと水洗いし、水けをきってボールに入れる。
2. Aを加えて混ぜ合わせる。器に盛り、ごまをふってのりをのせ、からしを添える。

栄養価（1人分）
- エネルギー ▶ 16kcal
- たんぱく質 ▶ 1.1g
- カリウム ▶ 41mg
- リン ▶ 21mg
- 食塩相当量 ▶ 0.9g

デザート たれは酢の割合を多くして
ところてん

低たんぱくごはんの献立 4

" 材料を選んでたんぱく質を控えたいなりずし。来客にもぴったり "

献立の栄養価（1人分）
エネルギー ▶ 625kcal
たんぱく質 ▶ 19.4g
カリウム ▶ 510mg
リン ▶ 265mg
食塩相当量 ▶ 1.9g

 飾りいなりずし2種（→64ページ）

 マグロの山かけ（→65ページ）

 青梗菜のお浸し（→65ページ）

腎健アドバイス

● 飾りいなりずしはたんぱく質調整食品（111ページ）を使用しました。ごはんを低たんぱくにした分、ひき肉と卵の2種のたんぱく質食品を具にしたり、主菜にマグロを組み合わせることができました。

● 青梗菜のお浸しは、仕上げに削りガツオをひとふり。塩分控えめでも削りガツオのうま味が加わり、もの足りなさを感じません。

● マグロは良質なたんぱく質源で、DHA（ドコサヘキサエン酸）やEPA（イコサペンタエン酸）が多く含まれます。EPAは動脈硬化予防にたいせつな脂肪酸で、動脈硬化を予防することは腎機能の低下を防ぐことにつながります。

● マグロの山かけは塩分のとりすぎを防ぐために、分量のしょうゆを小皿に入れてつけながら食べるようにします。しょうゆをきちんと計量することもたいせつです。

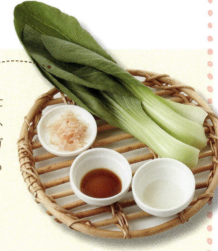

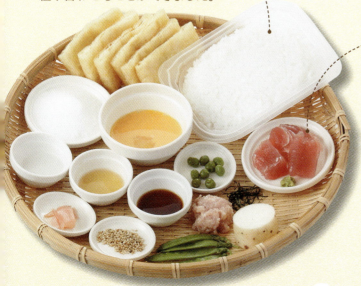

低たんぱくごはんの献立 4

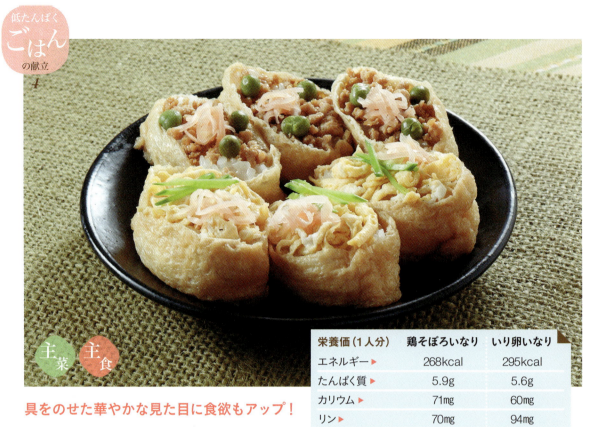

主菜 主食

具をのせた華やかな見た目に食欲もアップ！
飾りいなりずし2種

栄養価(1人分)	鶏そぼろいなり	いり卵いなり
エネルギー▶	268kcal	295kcal
たんぱく質▶	5.9g	5.6g
カリウム▶	71mg	60mg
リン▶	70mg	94mg
食塩相当量▶	0.5g	0.6g

材料(1人分)

- 低たんぱくごはん1/35（→111ページ）……180g
- A
  - 酢……小さじ2
  - 酒……小さじ1
  - 砂糖……小さじ1 2/3
  - いり白ごま……小さじ1/2
- 油揚げ(あれば正方形のすし揚げ)……3枚(30g)
- B
  - だし……1/2カップ
  - しょうゆ……小さじ1/2
  - 砂糖……大さじ1強(10g)
- 卵(割りほぐす)……1/2個(25g)
- 砂糖……小さじ2/3
- サラダ油……小さじ2/3
- さやえんどう……2～3枚
- 鶏ひき肉……20g
- C
  - 砂糖……小さじ2/3
  - しょうゆ・酒……各小さじ1/2
- グリーンピース(冷凍)……9粒
- しょうがの甘酢漬け……6g

作り方

1. さやえんどうはさっとゆでて水にとり、ざるにあげて水けをきって斜め切りにする。グリーンピースは熱湯をまわしかけ、熱湯をきる。しょうがの甘酢漬けはせん切りにする。

2. 低たんぱくごはんはパッケージの表示に従って温める。Aを混ぜ合わせ、ごはんが温かいうちに加えて切るように混ぜ、6等分する。

3. 油揚げは半分に切ってゆで、ざるにあげて湯をきる。なべに入れてBを加え、10分ほど煮る。そのままさめるまでおき、味を含ませる。

4. いり卵を作る。卵と砂糖を混ぜ合わせ、油を熱したフライパンに流し入れてそぼろ状にいため、とり出す。

5. 鶏そぼろを作る。4のフライパンに鶏ひき肉を入れ、菜箸4～5本で混ぜながら、パラパラになるまでいため、Cを加えてさっといためる。

6. 3の油揚げを開き、2のすし飯を詰める。3つに4のいり卵をのせ、さやえんどうとしょうがの甘酢漬けを飾る。残りの3つに5の鶏そぼろとグリーンピースをのせ、しょうがの甘酢漬けを飾る。

主菜

しょうゆはかけずに添えて
マグロの山かけ

栄養価（1人分）
- エネルギー ▶ 52kcal
- たんぱく質 ▶ 7.4g
- カリウム ▶ 266mg
- リン ▶ 86mg
- 食塩相当量 ▶ 0.5g

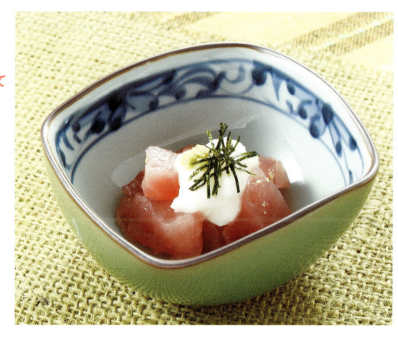

材料（1人分）
- マグロ（赤身）・山芋 …… 各30g
- 練りわさび …………… 少量
- 刻みのり …………… ひとつまみ
- しょうゆ ………… 小さじ½

作り方
1. マグロは食べやすい大きさに切る。山芋はすりおろす。
2. 器にマグロを盛り、山芋をかけてわさびと刻みのりをのせる。しょうゆは小皿に入れて添える。

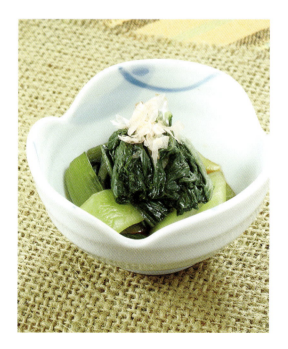

副菜

ほうれん草や小松菜でもおいしい
青梗菜のお浸し

材料（1人分）
- 青梗菜 ……………… 40g
- A［しょうゆ・みりん ……… 各小さじ⅓］
- 削りガツオ …… ひとつまみ

栄養価（1人分）
- エネルギー ▶ 10kcal
- たんぱく質 ▶ 0.5g
- カリウム ▶ 113mg
- リン ▶ 15mg
- 食塩相当量 ▶ 0.3g

作り方
1. 青梗菜は3分ほどゆでて水にとり、水けを絞って3cm長さに切る。
2. ボールに青梗菜を入れ、Aを混ぜ合わせて加え、あえる。器に盛り、削りガツオをのせる。

低たんぱく ごはん の献立 5

"レモン汁の酸味をきかせた洋風すし飯。くずまんじゅうでエネルギー量をプラス"

献立の栄養価（1人分）
- エネルギー ▶ 633kcal
- たんぱく質 ▶ 19.9g
- カリウム ▶ 690mg
- リン ▶ 303mg
- 食塩相当量 ▶ 1.1g

 サーモンと卵の押しずし（→67ページ）

 ほうれん草と枝豆のピーナッツ白あえ（→68ページ）

 くずまんじゅう（→68ページ）

 腎健アドバイス

- 副菜の白あえのほうれん草やにんじんは、電子レンジ加熱で火を通す方法もありますが、カリウムを流出させるためにゆでて火を通しましょう。

- 押しずしはたんぱく質調整食品（111ページ）を使いました。ごはんを低たんぱくにした分、押しずしの具のサーモンや卵、副菜の豆腐など、さまざまなたんぱく質食品を使うことができます。

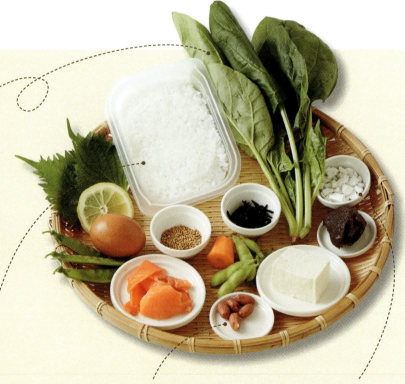

- 塩分をおさえるため、ピーナッツは塩が添加されていないものを選びましょう。

- くずまんじゅうでエネルギーを補給。揚げ物などでエネルギーをとる方法もありますが、甘いものでおいしくプラスするのもよいでしょう。

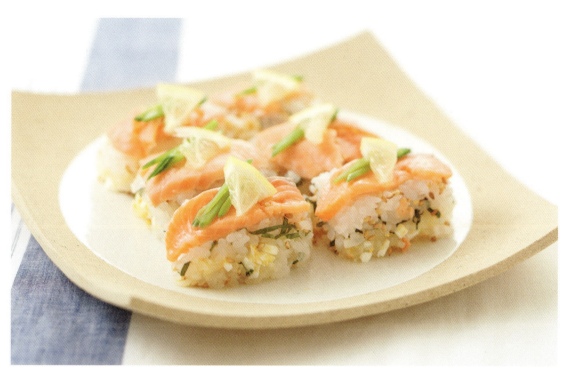

サーモンと卵の押しずし

すし飯の酸味とサーモンのこくでしょうゆいらず

材料（500mℓ容量・10×13×4cm くらいの保存容器・1人分）

- 低たんぱくごはん 1/35（→111ページ） …… 180g
- A
  - 酢 ………………… 小さじ4
  - 砂糖 ……………… 小さじ2/3
  - レモン果汁 ……… 小さじ1
  - 塩 …… ミニスプーン1/2弱（0.5g）
  - いり白ごま ……… 小さじ1 1/2
- サーモン（刺し身用）……… 30g
- 酢 ……………………………… 適量
- ゆで卵 ……………………… 1/2個
- 砂糖 ……………………… 小さじ1
- 青じそ ……………………… 2枚
- さやえんどう ………… 3枚（6g）
- レモン（薄切り）………… 1枚（10g）

調理ポイント

すし飯をしゃもじなどでしっかりおさえつけながら敷き詰めることが、型くずれしないコツです。

作り方

1. 低たんぱくごはんはパッケージの表示に従って温める。Aを混ぜ合わせ、ごはんが温かいうちに加えて切るように混ぜ、3等分する。

2. サーモンは酢につける。

3. ゆで卵はみじん切りにし、砂糖を混ぜ合わせる。青じそはせん切りにし、さやえんどうはさっとゆでて水にとり、水けをきって斜めに細く切る。レモンはいちょう切りにする。

4. 容器に2のサーモンをすき間なく並べ入れ、1のすし飯の1/3量をしっかりおさえつけながら敷き詰める。青じそを並べ、すし飯の残りの1/2半量を敷き詰めてしっかりおさえつける。ゆで卵を並べておさえつける。残りのすし飯を敷き詰めてラップをかぶせ、すき間なく密着させるように手でおさえつける。

5. ナイフやフォークなどで容器の縁を一周してすき間を作り、裏返してとり出す。一口大に切り分ける。できれば、1個ずつラップで包み、食べる直前まで冷蔵庫で冷やし、味をなじませる。食べるときに、さやえんどうとレモンを飾る。

栄養価（1人分）

- エネルギー ▶ 452kcal
- たんぱく質 ▶ 11.0g
- カリウム ▶ 201mg
- リン ▶ 169mg
- 食塩相当量 ▶ 0.6g

低たんぱくごはんの献立 5

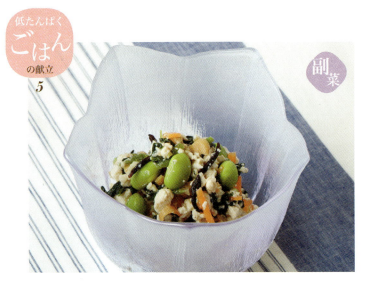

副菜

ピーナッツで食感よく
ほうれん草と枝豆のピーナッツ白あえ

栄養価（1人分）
- エネルギー ▶ 112kcal
- たんぱく質 ▶ 6.9g
- カリウム ▶ 477mg
- リン ▶ 117mg
- 食塩相当量 ▶ 0.5g

材料（1人分）
- もめん豆腐 …………… 50g
- ほうれん草 …………… 40g
- にんじん・枝豆（さやから出す）‥ 各10g
- ひじき ……………… 乾3g
- ピーナッツ …………… 5g
- A ┌ 砂糖 ……………… 小さじ1
    └ しょうゆ・みりん… 各小さじ½

作り方
1. ひじきは水でもどし、たっぷりの湯で2分ゆでてざるにあげ、湯をきる。
2. 豆腐は熱湯にくぐらせ、キッチンペーパーに包み、重石をのせてしっかりと水きりする。
3. ほうれん草はさっとゆでて水にさらし、水けを絞って3cm長さに切る。枝豆はゆでてざるにあげ、湯をきってさやから出す。にんじんは細切りにしてさっとゆで、ざるにあげて湯をきる。ピーナッツは薄皮をとり、みじん切りにする。
4. 2の豆腐をボールに入れ、フォークの背でつぶす。1と3、Aを加えて混ぜ合わせる。

調理ポイント

豆腐は水きりしても時間がたつと水っぽくなり、味がうすくなってしまいます。食べる直前にあえ、その日のうちに食べましょう。

つるんとした透明感が涼しげ
くずまんじゅう

デザート

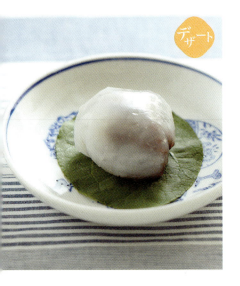

材料（4個分）
- こしあん（砂糖入り） ……… 80g
- くず粉 ………………… 10g
  ※かたくり粉で代用可能。
- 水 …………………… ½カップ
- 砂糖 ………………… 大さじ1⅔

作り方
1. こしあんは4等分し、丸める。
2. なべにくず粉と水を混ぜ合わせ、くず粉をとかす。砂糖を加え、よく混ぜ合わせる。
3. 木べらで混ぜながら強火で2分加熱する。底のほうから半透明のかたまりになってきたら弱火にし、全体が透明になるまでしっかり練り上げる。
4. 器（浅い湯飲み茶わんなど）にラップをぴっちりと敷き、さっと水にくぐらせる。3の¼量を入れ、1のこしあんをのせてラップごと茶きん絞りにし、口を輪ゴムでとめる。ラップごと冷水につける。同様にあと3個作る。あら熱がとれたらとり出し、ラップをはずす。

栄養価（1個分）
- エネルギー ▶ 69kcal
- たんぱく質 ▶ 2.0g
- カリウム ▶ 12mg
- リン ▶ 17mg
- 食塩相当量 ▶ 0g

低たんぱくごはんの献立 6

"ひき肉と同量の野菜が入ったキーマカレー。低たんぱくごはんによく合います"

 キーマカレー（→70ページ）

 ほうれん草と温泉卵のオーロラソースがけ（→71ページ）

 ホワイトゼリー（→71ページ）

献立の栄養価（1人分）
- エネルギー ▶ 701kcal
- たんぱく質 ▶ 17.8g
- カリウム ▶ 684mg
- リン ▶ 234mg
- 食塩相当量 ▶ 1.3g

腎健アドバイス

● キーマカレーはたんぱく質調整食品（111ページ）を使用しました。ごはんを低たんぱくにした分、温泉卵を副菜に使うなど、満足感の高い献立になりました。

● 良質なたんぱく質食品である卵。腎臓病食では制限がある中で良質なたんぱく質をとりたいので、卵はたいせつな食材です。

● キーマカレーの具の豚ひき肉は、脂身がある部位のものを選ぶとエネルギーがアップします。

● 市販のカレールーは1皿分で2g以上の塩分を含むものもあります。ここでご紹介するキーマカレーはルーを少量使い、トマトケチャップと中濃ソースでうま味を加えて塩分をおさえるようにくふうしました。

低たんぱくごはんの献立 6

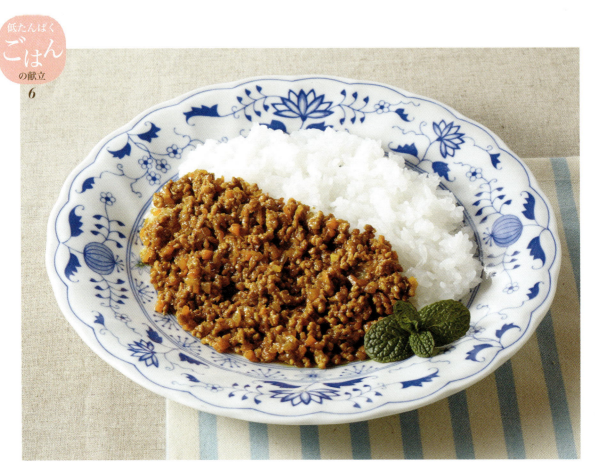

 主菜　 主食

玉ねぎ、にんにく、ひき肉は
時間をかけていため、うま味を引き出す

キーマカレー

材料（1人分）

低たんぱくごはん（たんぱく質1/35）（→111ページ）	180g
豚ひき肉	50g
玉ねぎ	30g
にんじん	20g
にんにく	1かけ（5g）
サラダ油	小さじ1・1/4
カレールー（市販品）	5g
水	1/4カップ
A [トマトケチャップ	小さじ1/2
中濃ソース	小さじ1/3弱（2g）
ミントの葉	あれば適量

作り方

1. 玉ねぎ、にんじん、にんにくはそれぞれみじん切りにする。
2. フライパンに油を熱し、1を3分ほどいためる。玉ねぎが半透明になったら弱火にして5分ほどいためる。
3. ひき肉を加えて5分ほどいためる。肉の赤みがなくなったら、なべを傾けて余分な脂をキッチンペーパーで吸いとる。
4. 分量の水とカレールーを加え、ルーを少しずつとかす。弱火で焦がさないように混ぜながら3分ほど煮つめる。Aを加えて焦がさないように1分ほど煮る。
5. 低たんぱくごはんはパッケージの表示に従って温め、器に盛る。4をかけ、ミントを飾る。

栄養価（1人分）

エネルギー	▶ 521kcal
たんぱく質	▶ 10.2g
カリウム	▶ 304mg
リン	▶ 112mg
食塩相当量	▶ 0.8g

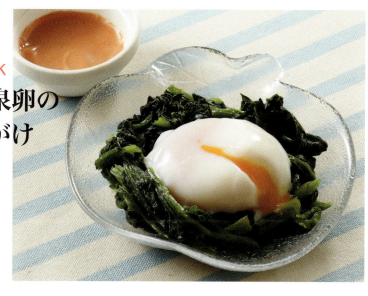

 副菜

温泉卵は市販品を使ってもOK

ほうれん草と温泉卵の
オーロラソースがけ

栄養価（1人分）
- エネルギー ▶ 125kcal
- たんぱく質 ▶ 7.2g
- カリウム ▶ 365mg
- リン ▶ 112mg
- 食塩相当量 ▶ 0.5g

調理ポイント

オーロラソースのかわりに、だしで割ったしょうゆやポン酢しょうゆにすると、さっぱりした味になります。ただし、どちらも塩分が高いので、使用量はだしじょうゆは1人分で小さじ1、だし入りのポン酢しょうゆも小さじ1におさえましょう。

材料（1人分）
- 卵 …………………………… 1個（50g）
- ほうれん草 ………………………… 40g
- A ┌ マヨネーズ …… 小さじ1強（5g）
    └ トマトケチャップ
                     …………… 小さじ1弱（5g）

作り方

1. なべに多めに水を入れて火にかけ、65～68℃を保つ。温度が安定したら卵を入れ、10分ほどゆでる。
2. ほうれん草はさっとゆでて水にさらし、水けを絞って、食べやすい長さに切る。
3. Aは混ぜ合わせる（オーロラソース）。
4. ほうれん草を器に盛って1の卵を割り入れ、オーロラソースをかける。

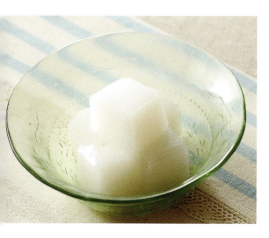

 デザート

不足しがちなエネルギーをデザートで補給！

ホワイトゼリー

材料（500mlの容器・4人分）
- 乳酸菌飲料（商品名「カルピス」）
                      …………… ½カップ
- 粉かんてん ………………… 1～2g
- 水 ……………………………… 2カップ

作り方

1. なべに水と粉かんてんを入れて煮立て、かき混ぜながら2分煮てとかし、火を消す。
2. 乳酸菌飲料を加え混ぜ、あら熱がとれたら容器に注ぎ、冷蔵庫で30分以上冷やしかためる。食べやすい大きさに切って器に盛る。

栄養価（1人分）
- エネルギー ▶ 55kcal
- たんぱく質 ▶ 0.4g
- カリウム ▶ 15mg
- リン ▶ 10mg
- 食塩相当量 ▶ 0g

調理ポイント

かんてんはただ水にとかしただけではかたまりません。煮とかすことでかたまる性質があるので、しっかり煮ましょう。

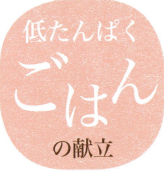

低たんぱく **ごはん** の献立 7

"調味料をきちんと計量すれば
マグロのづけも食べられる！
香味野菜が減塩のくふうに"

献立の栄養価（1人分）
- エネルギー ▶ 650kcal
- たんぱく質 ▶ 24.0g
- カリウム ▶ 706mg
- リン ▶ 340mg
- 食塩相当量 ▶ 1.7g

 マグロづけ丼（→73ページ）

 茶わん蒸し（→74ページ）

 ふろふき大根（→74ページ）

腎健アドバイス

● たんぱく質制限のある腎臓病食では、卵などの良質なたんぱく質食品をとることがたいせつです。

● 大根はゆでてカリウム量を減らします。ゆでたてを、とろろこんぶの塩けと少量のしょうゆで食べます。

● 茶わん蒸しの鶏もも肉は、エネルギーアップのために皮つきを選びましょう。

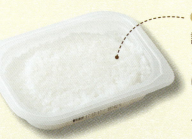

● マグロづけ丼はたんぱく質調整食品（111ページ）を使いました。ごはんを低たんぱくにした分、マグロの量を増やしたり、副菜に卵を使うことができました。

● 腎臓病の人は動脈硬化に要注意。動脈硬化が腎機能を低下させます。マグロなどの魚には、動脈硬化を防ぐ働きを持つDHA（ドコサヘキサエン酸）やEPA（イコサペンタエン酸）が含まれます。

● マグロづけ丼にわさびの辛味を添え、しょうゆの量を控えます。

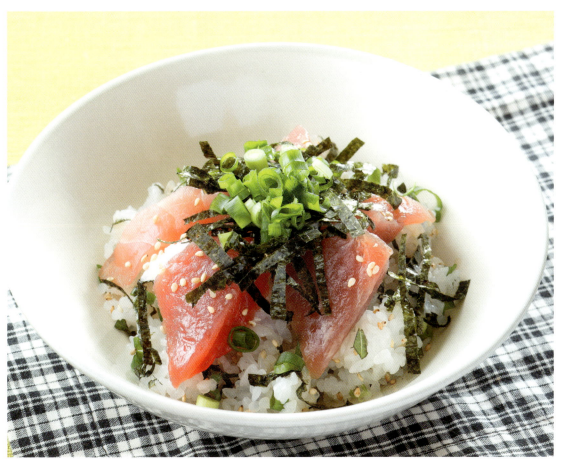

 加熱いらずで簡単！ 切り落としでも絶品

マグロづけ丼

材料（1人分）

低たんぱくごはん1/35（→111ページ）
……………………………… 180g
マグロ（切り落とし）…………… 50g
A ［しょうゆ・みりん… 各小さじ1/2
　 酒 ………………………… 小さじ2/3
青じそ …………………………… 1枚
葉ねぎ ………………………… 10g
いり白ごま ……………… 小さじ1 1/2
刻みのり ………………… ひとつまみ
練りわさび ………………… 好みで適量

作り方

1 Aは混ぜ合わせる。

2 マグロは1につけて冷蔵庫に30分おく。

3 ねぎは小口切りにし、青じそはせん切りにする。

4 低たんぱくごはんはパッケージの表示に従って温める。青じそを混ぜ合わせ、器に盛る。2のマグロをのせ、ねぎとごま、のりを散らす。わさびを添える。

調理ポイント

・Aに酢を加えればすし飯になります。

・マグロはさっとあぶったり、フライパンで表面に焼き色をつけてたたき風にしたりすると、ひと味違う味わいになります。

栄養価（1人分）

エネルギー ▶ 510kcal
たんぱく質 ▶ 11.7g
カリウム ▶ 219mg
リン ▶ 161mg
食塩相当量 ▶ 0.5g

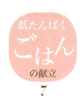

 副菜

なめらかな食感がたまりません
茶わん蒸し

材料（1人分）
- 卵（割りほぐす）……½個（25g）
- だし………………大さじ5（75㎖）
- A ┌ うす口しょうゆ・みりん
    │　………………各小さじ½
    └ 酒………………小さじ⅔
- 鶏もも肉（皮つき）・無頭エビ
  　………………………各20g
- 干ししいたけ…………1枚（3g）
- にんじん（1cm幅の輪切り1枚）……5g
- ぎんなん（水煮缶詰め）……2個（5g）
- 三つ葉……………………2本

作り方
1. 干ししいたけを水½カップに10分つけてもどす（もどし汁は捨てない）。十文字の切り目を入れる。
2. なべにだしと干ししいたけのもどし汁を合わせて入れ、ひと煮立ちさせる。Aを加え混ぜて火を消し、さめるまでおく。
3. 鶏肉は食べやすい大きさに切る。エビは殻と背わたを除く。にんじんは花の形に飾り切りにする。三つ葉は結ぶ。
4. ボールに卵を入れ、**2**を加えてざる（あるいは茶こし）で濾す。
5. 耐熱容器に**4**を注ぎ入れ、鶏肉とぎんなんを入れてアルミ箔でふたをする。
6. 蒸気の上がった蒸し器に入れ、強火で1～2分蒸す。エビ、しいたけ、にんじんをのせてアルミ箔でふたをし、弱火で10～15分蒸す。三つ葉を添える。

栄養価（1人分）
- エネルギー▶127kcal
- たんぱく質▶11.8g
- カリウム▶307mg
- リン▶163mg
- 食塩相当量▶0.7g

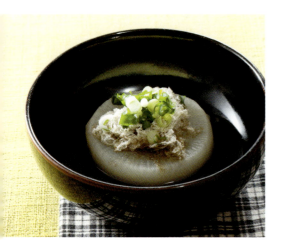

材料（1人分）
- 大根……………………50g
- 葉ねぎ………………½本（2g）
- とろろこんぶ…………乾1g
- しょうゆ……………小さじ½

作り方
1. 大根は輪切りにして皮をむき、角を少し削って面とりをする。ねぎは小口切りにする。
2. なべに大根とかぶるくらいの水を入れ、沸騰したら弱火で20分ゆでる。竹串を刺し、すっと通ればゆで上がり。
3. 器に盛り、とろろこんぶとねぎをのせ、しょうゆをかける。

 調理ポイント

大根は、面とりすることで煮くずれを防ぐことができます。

栄養価（1人分）
- エネルギー▶13kcal
- たんぱく質▶0.5g
- カリウム▶180mg
- リン▶16mg
- 食塩相当量▶0.5g

 副菜

滋味深い味わいがくせになります
ふろふき大根

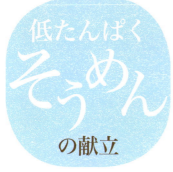

低たんぱく そうめん の献立 1

ベトナム風冷めんは酸味をきかせて減塩のくふうを。デザートでエネルギーをプラス

献立の栄養価（1人分）
- エネルギー ▶ 480kcal
- たんぱく質 ▶ 18.8g
- カリウム ▶ 705mg
- リン ▶ 265mg
- 食塩相当量 ▶ 2.8g

  ベトナム風冷めん（フォー）（→76ページ）

 にらたま（→77ページ）

 黒ごまババロア（→77ページ）

腎健アドバイス

● キウイフルーツはカリウムが多い果物なので、黒ごまババロアの飾りに少量を使いました。気になる人は省いてもかまいません。

● ベトナム風冷めんは、レモン汁と酢で酸味をきかせることで塩分を減らすことができます。塩分制限がさらに必要な人は、顆粒鶏がらだしを省いてください。

● ベトナム風冷めんに使うそうめんは、たんぱく質調整食品（111ページ参照）を使いました。そうめんのたんぱく質を控えると、具や副菜にたんぱく質食品を使うことができます。たんぱく質調整食品は塩分も少ないので、減塩に有利です。

● 鶏肉はエネルギーアップのため、皮つきを使いましょう。

● もやしは大豆もやしではなく、緑豆もやしやブラックマッペを。たんぱく質がおさえられます。

● にらたまの調味に使うオイスターソースはカキを主原料にした調味料で、独特の風味、うま味、こくがあります。塩分が高いので、きちんと計量することがたいせつです。

2章　低たんぱくごはん＆めん類の献立
ごはん　そうめん

低たんぱくそうめんの献立 1

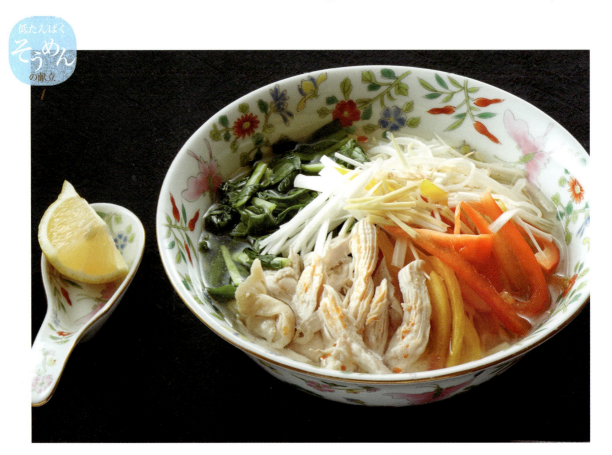

主菜 主食

ベトナムの代表的な米粉のめん料理をそうめんでアレンジ！

ベトナム風冷めん（フォー）

材料（1人分）

低たんぱくそうめん（→111ページ）
　　　　　　　　　　　　　　乾50g
┌ 鶏胸肉（皮つき）……………… 40g
└ 水 ………………………… 1½カップ
もやし・にら ………………… 各40g
パプリカ（赤・黄）………… 各20g
葉ねぎ …………………………… 10g
しょうが ………………………… 5g
顆粒鶏がらだし ………… 小さじ1
A［レモン果汁・酢 …… 各小さじ2
辣油・豆板醤 …… 好みで各少量
レモン ………………… 好みで⅛個

作り方

1. もやしはさっとゆでて湯をきり、さます。にらは4cm長さに切り、パプリカ、ねぎ、しょうがはせん切りにして、それぞれ水に30分ほどさらす。ざるにあげて水けをきる。

2. 鶏肉は分量の水を沸かして火が通るまでゆで、とり出す（ゆで汁は使うので捨てない）。熱いうちにフォークなどで繊維に沿ってほぐす。

3. 2のゆで汁のアクを除き、鶏がらだしを入れ、あら熱がとれたら冷蔵庫で冷やす。

4. そうめんは袋の表示に従ってゆで、ざるにあげて湯をきる。

5. 器に4を盛って3を注ぎ入れ、1、2をのせる。A、辣油、豆板醤を加え、レモンを添える。

調理ポイント

鶏肉のゆで汁には鶏のおいしいだしが出ています。捨てずにスープに活用しましょう。

栄養価（1人分）

エネルギー ▶ 297kcal
たんぱく質 ▶ 11.1g
カリウム ▶ 535mg
リン ▶ 145mg
食塩相当量 ▶ 1.5g

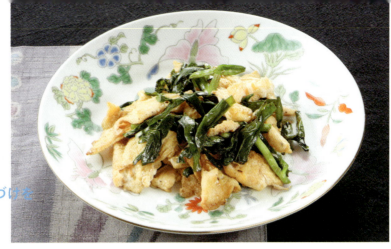

副菜

オイスターソースでこくづけを

にらたま

栄養価（1人分）
- エネルギー ▶ 140kcal
- たんぱく質 ▶ 6.7g
- カリウム ▶ 132mg
- リン ▶ 100mg
- 食塩相当量 ▶ 1.3g

材料（1人分）
- 卵 ………………………… 1個(50g)
- 塩 …… ミニスプーン½弱(0.5g)
- こしょう ……………………… 少量
- にら ………………………………… 10g
- サラダ油 ……… 小さじ1¼強(5g)
- A
  - 砂糖 …………………………… 小さじ1
  - オイスターソース ….. 小さじ½
  - しょうゆ ……………… 小さじ⅓

作り方

1 卵は割りほぐし、塩、こしょうを加え混ぜる。にらは3cm長さに切る。Aは混ぜ合わせる。

2 フライパンに油を熱し、卵液を流し入れる。強火で一気にかき混ぜて半熟状態にし、とり出す。続けてにらをいため、Aの半量を加え、全体にからめる。

3 卵を戻し入れ、Aの残りを加えて全体をざっと混ぜる。

デザート

冷蔵で3日保存できます

黒ごまババロア

栄養価（1人分）
- エネルギー ▶ 43kcal
- たんぱく質 ▶ 1.0g
- カリウム ▶ 38mg
- リン ▶ 20mg
- 食塩相当量 ▶ 0g

材料（80mℓ容量の器4個分・4人分）
- 練り黒ごま ……… 小さじ1弱(5g)
- 牛乳 ………………………… 大さじ2⅔
- 生クリーム ………………… 大さじ1
- 砂糖 ……………… 大さじ1弱(8g)
- 粉ゼラチン ………………… 小さじ⅓
- 水 …………………………… 大さじ3
- キウイ
  ……5mm厚さの輪切り4枚(20g)
- ミントの葉 …………… あれば4枝

作り方

1 水に粉ゼラチンをふり入れ、ふやかす。

2 なべに練りごまを入れ、牛乳を少量ずつ加えてときのばす。生クリーム、砂糖を加えて弱火にかけ、木べらなどで混ぜながら、砂糖がとけるまで加熱する。火を消す。

3 1のゼラチンを加え混ぜてとかす。こし器を通してボールに流し入れる。

4 ボールの底を氷水に当てながらゴムべらで混ぜ、とろみがつき始めたら、器に流し入れる。冷蔵庫で20分以上冷やしかためる。

5 食べるときに、放射状に5つに切ったキウイをのせ、ミントを飾る。

2章 低たんぱくごはん&めん類の献立

そうめん

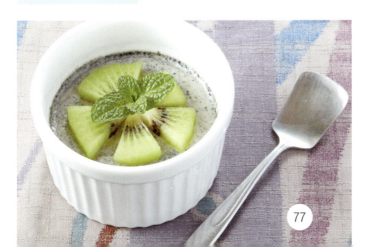

低たんぱく うどん の献立 1

"具だくさんな冷やしうどんに、エネルギー補給のかき揚げとデザートを組み合わせて"

献立の栄養価（1人分）
- エネルギー ▶ 842kcal
- たんぱく質 ▶ 20.5g
- カリウム ▶ 758mg
- リン ▶ 350mg
- 食塩相当量 ▶ 2.4g

 冷やしうどん（→79ページ）

 かき揚げ2種（→80ページ）

 あんみつ すいか添え（→80ページ）

腎健アドバイス

● 冷やしうどんは市販のポン酢しょうゆを使用しますが、塩分は商品によって小さじ2あたり0.7～1.0gとさまざまです。パッケージを見て、できるだけ塩分量の少ないものを選ぶ習慣をつけましょう。

● 冷やしうどんはたんぱく質調整食品（111ページ）を使いました。うどんを低たんぱくにした分、鶏肉や卵を具に使ったり、かき揚げにサクラエビのうま味を加えたり、デザートにあんこを使うことができます。

● 市販のあんみつは、黒みつよりも白みつのほうがカリウム量が少ないので、あれば白みつのものを用意してください。

● すいかはカリウム量が多いので、量を守って食べましょう。

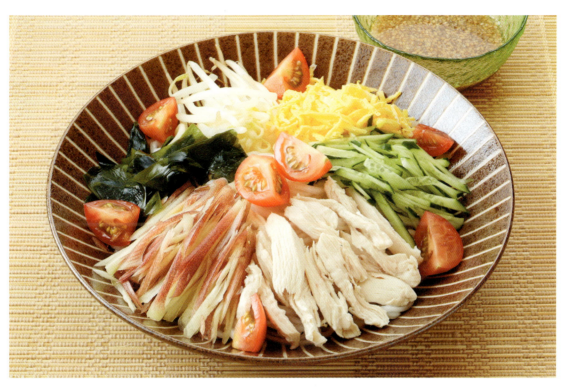

 低たんぱくうどんを利用して具を充実

冷やしうどん

材料（1人分）

低たんぱくうどん（→111ページ）	乾100g
鶏胸肉（皮つき）	30g
A 酒・こしょう	各少量
卵（割りほぐす）	½個（25g）
塩	少量
サラダ油	少量
もやし	30g
ミニトマト・きゅうり・みょうが	各20g
わかめ	乾3g
B ポン酢しょうゆ	小さじ2
鶏肉のゆで汁	大さじ2
すり白ごま	小さじ1½
マスタード	好みで適量

作り方

1. 鶏肉はたっぷりの熱湯で火が通るまでゆで、冷水にとる（ゆで汁大さじ2はたれに使うのでとり分ける）。あら熱がとれたら水けをきり、食べやすい大きさに裂き、Aをふる。

2. 低たんぱくうどんは袋の表示に従ってゆでる。ざるにとって手早く水洗いし、水けをきる。

3. ボールに卵と塩を入れて混ぜる。フライパンに油を塗って熱し、卵液を流し入れ、薄焼き卵を作る。あら熱がとれたらせん切りにする。

4. もやしはさっとゆでる。ミニトマトは縦4等分に切る。きゅうりとみょうがはそれぞれせん切りにする。わかめは水でもどして食べやすい大きさに切り、水けを絞る。

5. 器にうどんを盛り、1、3、4を盛り合わせる。混ぜ合わせたBを添える。好みでマスタードをつける。

 調理ポイント

鶏肉のゆで汁には鶏肉のうま味が出ています。ポン酢しょうゆをゆで汁でのばすことで、こくのあるたれになります。

栄養価（1人分）

- エネルギー▶518kcal
- たんぱく質▶12.1g
- カリウム▶459mg
- リン▶200mg
- 食塩相当量▶1.2g

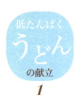

低たんぱくうどんの献立 1

副菜

中温でカラリと揚げて！

かき揚げ2種
（サクラエビと玉ねぎ・サクラエビとミックスベジタブル）

栄養価（1人分）
- エネルギー ▶ 244kcal
- たんぱく質 ▶ 7.4g
- カリウム ▶ 212mg
- リン ▶ 135mg
- 食塩相当量 ▶ 1.2g

調理ポイント

カラッと揚げるコツは、衣に水を入れすぎないことと、低温（150～160℃）で揚げないことです。

材料（1人分）
- 玉ねぎ……………………… 30g
- 葉ねぎ……………………… 2g
- ミックスベジタブル（冷凍）…… 30g
- サクラエビ………………… 乾6g
- 薄力小麦粉………………… 20g
- 塩 ………… ミニスプーン1弱（1g）
- 冷水………………………… 大さじ1
- 揚げ油

作り方

1. 玉ねぎは薄切りにし、ねぎは小口切りにしてボールに入れ、サクラエビ・小麦粉・塩の各½量を加えてさっと混ぜ合わせる。

2. ミックスベジタブルはさっと湯通ししてざるにあげ、湯をきる。1とは別のボールに入れ、残りのサクラエビ、小麦粉、塩を加えてさっと混ぜ合わせる。

3. 1、2にそれぞれ冷水の½量を少しずつ加え、全体に衣がからまるように混ぜる。

4. 170～180℃の揚げ油に3をスプーンなどですくって入れ、2分揚げる。裏返して2分、カラッと揚げる。

デザート

デザートでエネルギーを補給

あんみつ すいか添え

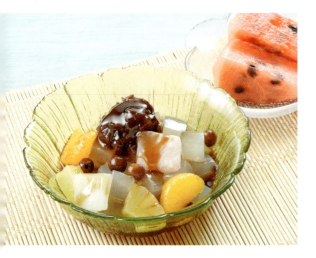

材料（1人分）
- あんみつ（市販品）
  ………… 1人分（約50g）
- すいか………………… 30g

作り方

1. すいかは食べやすい大きさに切り、器に盛る。

2. 別の器にあんみつを盛る。

栄養価（1人分）
- エネルギー ▶ 80kcal
- たんぱく質 ▶ 1.0g
- カリウム ▶ 87mg
- リン ▶ 15mg
- 食塩相当量 ▶ 0g

低たんぱく パスタ の献立 1

"パスタはたんぱく質をおさえ、シチューに牛肉を使います。調味料はきちんと計量を"

献立の栄養価（1人分）
- エネルギー ▶ 740kcal
- たんぱく質 ▶ 12.3g
- カリウム ▶ 746mg
- リン ▶ 216mg
- 食塩相当量 ▶ 2.9g

 主菜　ビーフシチュー（→82ページ）

 主食　玉ねぎとハムのバジルパスタ（→83ページ）

 デザート　りんごのコンポート（→83ページ）

2章　低たんぱくごはん＆めん類の献立　パスタ

 腎健アドバイス

● ハムなど肉の加工品は塩分を多く含みます。レシピの重量を守って使い、ハムの塩けを利用して調味料を減らします。

● りんごのコンポートはエネルギーアップのために。りんごを煮るとカリウムが煮汁に流出するので、煮汁は残すように心がけましょう。

● スパゲティは塩を加えずにゆで、塩分をひかえます。スパゲティはたんぱく質調整食品（111ページ参照）を使いました。

● 腎臓病食ではエネルギー不足にならないことがたいせつなので、牛肉は、脂身のあるバラ肉やすね肉を使うのがおすすめ。

● ビーフシチューに加える顆粒ブイヨンやドミグラスソースには塩分が含まれています。商品によって塩分が異なるので、パッケージの表示を確認しましょう。

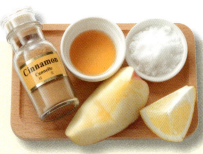
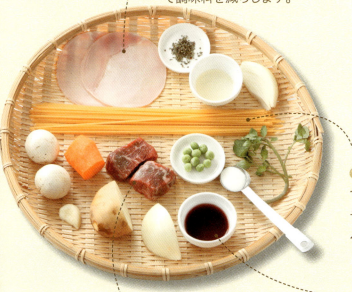

低たんぱく パスタの献立 1

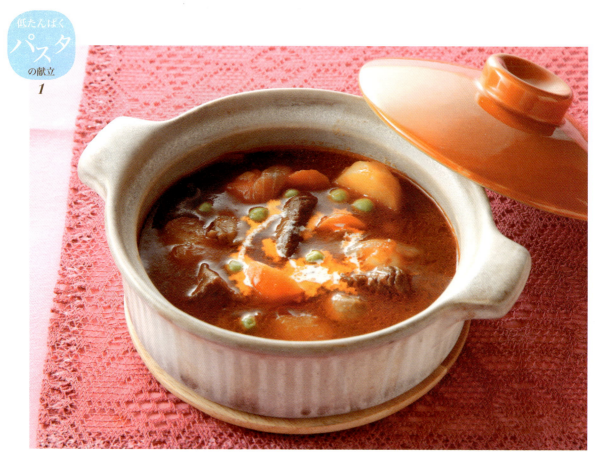

主菜　赤ワインで牛肉をじっくり煮込んで
ビーフシチュー

材料（1人分）

牛バラ肉	50g
じゃが芋	50g
にんじん	40g
玉ねぎ	30g
マッシュルーム	20g
にんにく（薄切り）	1かけ（2g）
グリーンピース（冷凍）	8g
サラダ油	小さじ1⅕
バター	3g
A 顆粒ブイヨン	小さじ⅔
ドミグラスソース（缶詰め）	10g
トマトケチャップ	小さじ1弱（5g）
赤ワイン	小さじ1⅔弱（8g）
塩	ミニスプーン½弱（0.5g）
こしょう	少量
水	¼カップ
生クリーム	小さじ1

作り方

1 牛肉は4cm角に切る。じゃが芋、にんじん、玉ねぎは大きめの一口大に、マッシュルームは縦半分に切る。グリンピースは熱湯をまわしかけ、湯をきる。

2 なべに油とにんにくを入れていため、香りが立ったら牛肉を加える。強火で5分いため、表面に焼き色がついたらバターを加える。玉ねぎを加えていため、透き通ってきたら、にんじん、じゃが芋を加え、全体に油がまわるように10分ほどいためる。

3 材料が半分浸るくらいの水を注ぎ入れて煮立て、アクをすくい除く。

4 Aを加えて弱火にし、マッシュルーム、グリーンピースを加えて15分ほど煮る。途中、なべ底が焦げつかないように木べらで混ぜる。

5 器に盛り、生クリームをかける。

栄養価（1人分）

エネルギー	▶ 448kcal
たんぱく質	▶ 8.5g
カリウム	▶ 589mg
リン	▶ 126mg
食塩相当量	▶ 1.9g

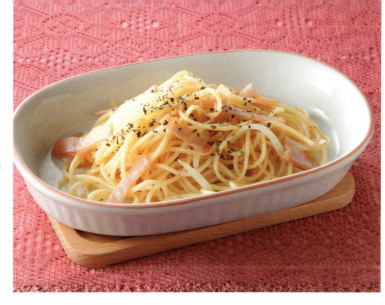

 主食

スパゲティのゆで湯に
塩は加えずに

玉ねぎとハムのバジルパスタ

栄養価（1人分）
- エネルギー ▶ 235kcal
- たんぱく質 ▶ 3.7g
- カリウム ▶ 91mg
- リン ▶ 83mg
- 食塩相当量 ▶ 1.0g

調理ポイント
バジルは生の葉を使うとさらに香り豊かに。小さくちぎって散らしましょう。

材料（1人分）
- 低たんぱくスパゲティ（→111ページ） ……… 乾40g
- ロースハム・玉ねぎ ……… 各20g
- オリーブ油 ……… 小さじ1弱（5g）
- 塩 ……… ミニスプーン½弱（0.5g）
- こしょう・バジル（ホール）‥各少量

作り方
1. 低たんぱくスパゲッティは袋の表示に従ってゆで、湯をきる。
2. ハムと玉ねぎはせん切りにする。
3. フライパンにオリーブ油を熱し、2をいため、1を加えていためる。塩とこしょうをふって器に盛り、バジルをかける。

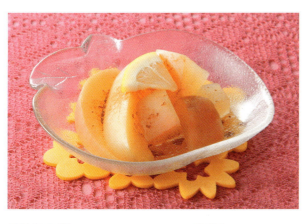

 デザート

温かいままでも、
冷たくしてもおいしい

りんごのコンポート

材料（1人分）
- りんご ……… 50g
- A[砂糖 ……… 小さじ1⅔
      レモン果汁 ……… 小さじ⅔]
- ブランデー ……… 小さじ½
- シナモン（粉末） ……… 少量
- レモン（いちょう切り） ……… 1枚

作り方
1. りんごは芯を除いて皮をむき、くし形に切る。
2. なべに1とかぶるくらいの水を入れ、弱めの中火で煮る。沸騰したらAを加えて弱火で5〜10分煮る。りんごが透き通ってきたら、ブランデーを加えて火を消す。
3. 器に盛り、シナモンをふり、レモンを飾る。

栄養価（1人分）
- エネルギー ▶ 57kcal
- たんぱく質 ▶ 0.1g
- カリウム ▶ 66mg
- リン ▶ 7mg
- 食塩相当量 ▶ 0g

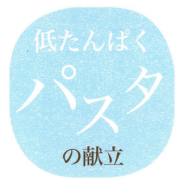

低たんぱくパスタの献立 2

"野菜もとれるパスタ。
うま味は手軽なツナ油漬け缶で。
エネルギーもとれます"

献立の栄養価（1人分）
エネルギー ▶ 859kcal
たんぱく質 ▶ 16.8g
カリウム ▶ 991mg
リン ▶ 285mg
食塩相当量 ▶ 2.1g

 春野菜とツナのパスタ（→85ページ）

 新じゃがのカレー風味素揚げ（→86ページ）

 いちごヨーグルト（→86ページ）

腎健アドバイス

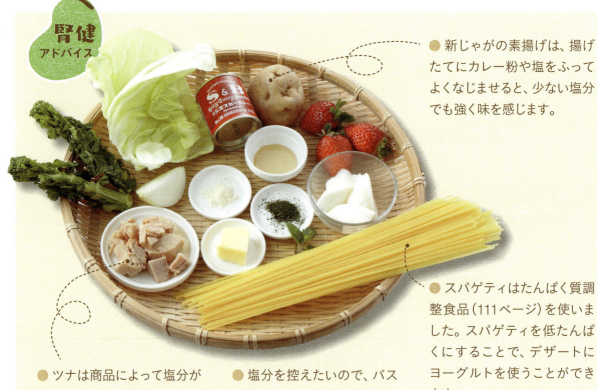

● 新じゃがの素揚げは、揚げたてにカレー粉や塩をふってよくなじませると、少ない塩分でも強く味を感じます。

● スパゲティはたんぱく質調整食品（111ページ）を使いました。スパゲティを低たんぱくにすることで、デザートにヨーグルトを使うことができます。

● ツナは商品によって塩分が0.5g～0.9gと幅があります。塩分量が少ないものを選びましょう。また、水煮ではなく油漬けを使ってエネルギーを高めます。

● 塩分を控えたいので、パスタやパスタの具の野菜をゆでるときの塩は、なしで。バターや粉チーズの塩けがあるので、充分おいしくいただけます。

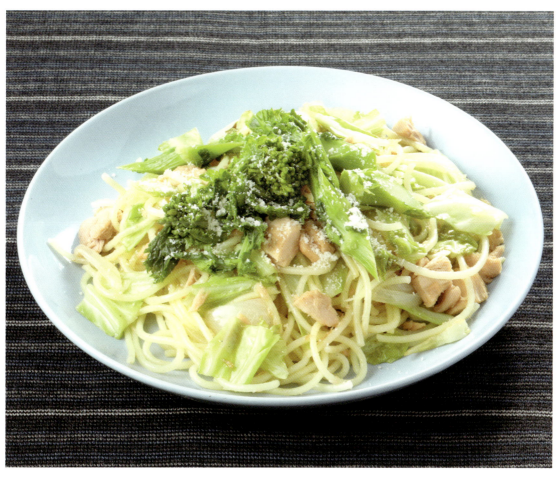

春野菜を青梗菜やズッキーニにかえてもおいしい！

春野菜とツナのパスタ

材料（1人分）

低たんぱくスパゲティ（→111ページ）	100g
ツナ油漬け（缶詰め）	50g
春キャベツ	40g
菜の花	30g
玉ねぎ	20g
バター	10g
塩	ミニスプーン1弱（1g）
こしょう	少量
粉チーズ	小さじ1½

作り方

1. キャベツは食べやすい大きさに切り、菜の花は3cm長さに切る。キャベツと菜の花はそれぞれゆでてざるにあげ、湯をきる。玉ねぎは縦に薄切りにする。ツナは缶汁をきる。

2. 低たんぱくスパゲッティは袋の表示に従ってゆで、湯をきる。

3. フライパンにバターをとかし、玉ねぎを入れて焼き色がつくまで2分ほどいためる。キャベツと菜の花、ツナを加えて3分ほどいためる。

4. パスタを加え、具となじむようにいため合わせ、塩とこしょうをふる。器に盛り、粉チーズをふる。

栄養価（1人分）

- エネルギー ▶ 606kcal
- たんぱく質 ▶ 12.7g
- カリウム ▶ 365mg
- リン ▶ 171mg
- 食塩相当量 ▶ 1.7g

2章　低たんぱくごはん&めん類の献立　パスタ

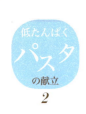

低たんぱく
パスタ
の献立
2

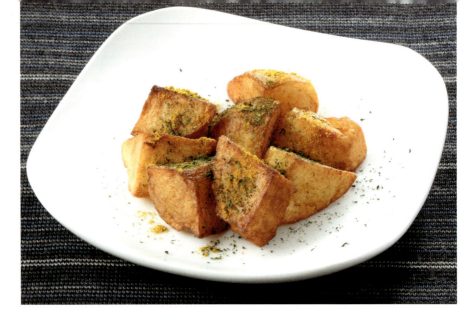

副菜

減塩のくふうにカレー味は効果的
新じゃがのカレー風味素揚げ

栄養価（1人分）
- エネルギー ▶ 173kcal
- たんぱく質 ▶ 1.8g
- カリウム ▶ 437mg
- リン ▶ 45mg
- 食塩相当量 ▶ 0.3g

材料（1人分）
- 新じゃが芋 ………… 100g
- 揚げ油
- A ┌ カレー粉 …… 小さじ½
  │ こしょう ………… 少量
  └ 塩 …… ミニスプーン¼
- パセリ（みじん切り）… 少量

作り方

1 じゃが芋は皮ごとよく洗い、キッチンペーパーで水けをしっかりふき、4つに切る。

2 フライパンにじゃが芋を入れ、かぶるくらいの油を加え、火にかける。ぶくぶくと泡が出てきたら、弱火にして動かさずに3分ほど揚げる。

3 竹串がすっと通るくらいになったら、強火にして2分ほど揚げて表面をカリッとさせ、とり出す。キッチンペーパーを敷いたバットに並べ、**A**を順にまぶす。器に盛り、パセリを散らす。

デザート

はちみつでこくをプラス
いちごヨーグルト

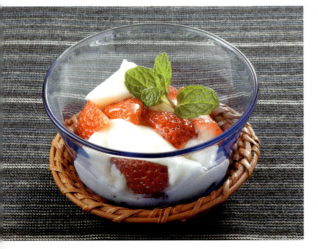

材料（1人分）
- いちご ………………… 60g
- プレーンヨーグルト … 50g
- はちみつ
   …… 小さじ1⅔強（10g）
- ミントの葉 …あれば適量

栄養価（1人分）
- エネルギー ▶ 80kcal
- たんぱく質 ▶ 2.3g
- カリウム ▶ 189mg
- リン ▶ 69mg
- 食塩相当量 ▶ 0.1g

作り方

1 いちごは洗い、食べやすい大きさに切る。

2 器にいちごとヨーグルトを盛り合わせ、はちみつをかけてミントを飾る。

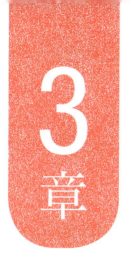

単品レシピ集

1章・春夏秋冬の献立（10ページ）や
2章・低たんぱくごはん＆めん類の献立（54ページ）の
料理と入れかえて。献立のレパートリーが広がります。

　88　　主菜
101　　副菜
106　　主食
109　　デザート

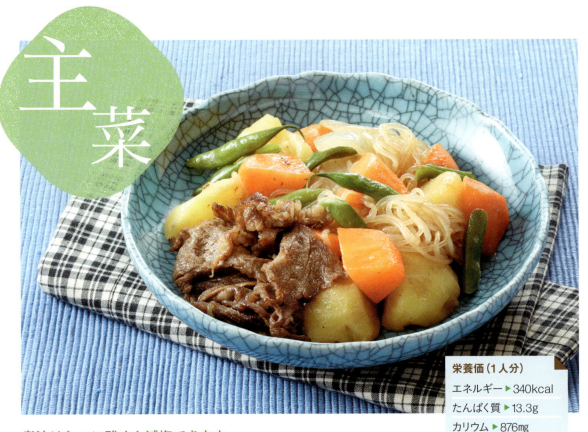

栄養価（1人分）
- エネルギー ▶ 340kcal
- たんぱく質 ▶ 13.3g
- カリウム ▶ 876mg
- リン ▶ 177mg
- 食塩相当量 ▶ 1.6g

煮汁はなべに残すと減塩できます

肉じゃが

材料（1人分）

牛もも薄切り肉・にんじん	各50g
じゃが芋	1個（100g）
玉ねぎ	60g
さやいんげん	15g
しらたき	20g
A〔砂糖	小さじ1⅔
酒	小さじ1
B〔しょうゆ	小さじ1⅓
みりん	小さじ1弱（5g）
サラダ油	小さじ1¼

作り方

1. 牛肉は5cm幅に切る。じゃが芋は一口大に切る。にんじんはじゃが芋と同じくらいの大きさに切る。玉ねぎはくし形に切る。さやいんげんは斜め2〜3等分にする。野菜とじゃが芋はさっとゆでて湯をきる。

2. しらたきは1分ゆでてざるにあげ、湯をきり、一口大に切る。

3. 底の広い大きななべに油を熱して牛肉をいため、肉の色が変わったら、じゃが芋、玉ねぎ、にんじんを加え、軽くいためる。材料の半分が浸るくらいまで水を加え、強火で煮立てて3分煮て、Aを加えて5分煮る。アクが出てきたら除く。

4. Bとしらたきを加え、落としぶたをして弱火で10分ほど煮る。さやいんげんを加え、さらに5分煮て火を消し、汁けをきってなべからとり出す。

腎健アドバイス ● 減塩の基本は、調味料を目分量ではなくきちんと計量することです。また、煮汁に浸したままだと味がしみ込んで濃くなるので、でき上がったら煮汁はなべに残してすぐに器に盛ることも塩分を控えるコツです。

ピーマンに詰めると、
限られた量のひき肉も食べごたえあり！

ピーマンと
しいたけの肉詰め

栄養価（1人分）
- エネルギー ▶ 355kcal
- たんぱく質 ▶ 15.3g
- カリウム ▶ 499mg
- リン ▶ 146mg
- 食塩相当量 ▶ 1.9g

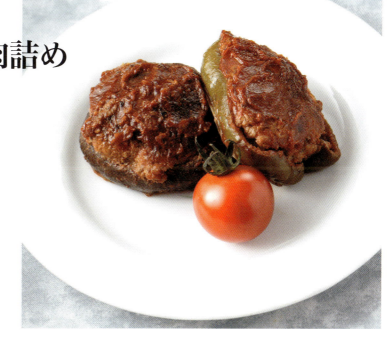

材料（1人分）

牛ひき肉	60g
ピーマン・生しいたけ	各30g
玉ねぎ	20g
卵	1/5個（10g）
パン粉	10g
サラダ油	小さじ2
塩	ミニスプーン1弱（1g）
こしょう	少量
薄力小麦粉	少量
A ┌ トマトケチャップ	小さじ1 1/3
│ ウスターソース	小さじ5/6弱（5g）
└ 白ワイン	小さじ1
ミニトマト	1個（30g）

作り方

1. ピーマンは縦半分に切り、種をとる。玉ねぎはみじん切りにする。しいたけは石づきを切り落とし、軸はみじん切りにする。

2. フライパンに油の1/2量を熱し、玉ねぎ、しいたけの軸を入れてしんなりとなるまで3分いため、塩とこしょうをふる。

3. ボールにひき肉、卵、パン粉と**2**を混ぜ合わせ、練り混ぜる。

4. ピーマンとしいたけのそれぞれの内側に小麦粉をふり、余分な粉を落とす。**3**を詰め、表面に薄く小麦粉をふる。

5. フライパンに残りの油を熱し、ピーマンとしいたけを並べ入れ、裏返しながら3分ずつ焼く。全体に焼き色がついたら、ふたをして3分ほど蒸し焼きにし、器に盛る。

6. フライパンに残った肉汁に**A**を加え、軽く煮つめて**5**にかける。ミニトマトを添える。

調理ポイント

- ピーマン、生しいたけの内側に小麦粉をふることで、ひき肉がはがれにくくなります。

- ひき肉は焼くと縮むので、ピーマン、しいたけは小ぶりのものを選び、肉をしっかり詰め込みましょう。

腎健アドバイス　ひき肉は、肉の中でもたんぱく質が少ないので量が多く食べられます。牛、豚、鶏のいずれもたんぱく質量はあまり変わらないので、好みのひき肉で作ってください。

3章　単品レシピ集　主菜

ギョーザは多めに作って、バリエーションを楽しんで！

ギョーザ3種 （焼きギョーザ・揚げギョーザ・スープギョーザ）

ギョーザ 焼きギョーザ 揚げギョーザ スープギョーザ で共通！

材料（18個分・3食分）

- ギョーザの皮 …………… 18枚
- 豚ひき肉 ………………… 120g
- キャベツ ………………… 90g
- にら ……………………… 40g
- しょうが ………… 小1かけ
- A
  - しょうゆ ………… 小さじ1
  - ごま油 …………… 小さじ2¼
  - 塩 ……… ミニスプーン1⅔
  - こしょう …………… 少量

作り方

1. キャベツとにらはあらみじんに切り、しょうがはみじん切りにする。
2. ボールにひき肉と1を入れ、Aを加えてよく練り混ぜる。
3. 2の1/18量をギョーザの皮1枚にのせる。中央より少し奥にのせ、皮の縁に水少量をつけ、約1cm間隔でひだを寄せながら具を包む。同様に17個作る。

＊ギョーザ1食分は6個です。残りはギョーザの皮の底に薄力小麦粉（分量外）をまぶし、6個をラップに包んで、保存袋に入れて冷凍保存しましょう。2週間以内に食べてください。

バリエーション 1

手作りは素材がわかるので安心

焼きギョーザ

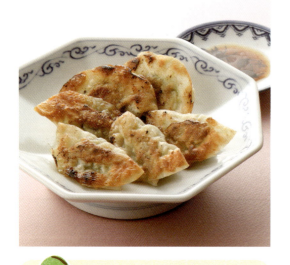

材料（1人分・6個）

- ギョーザ（上記参照）…… 6個
- サラダ油 ………………… 小さじ2
- A
  - しょうゆ ‥小さじ1弱（5g）
  - 酢 ………………… 小さじ2
  - いり白ごま …… 小さじ½
  - 辣油（または一味とうがらし）
  - ………… 好みで少量

栄養価（1個分）

- エネルギー ▶ 324kcal
- たんぱく質 ▶ 11.8g
- カリウム ▶ 300mg
- リン ▶ 99mg
- 食塩相当量 ▶ 1.6g

作り方

1. フライパンに油の½量を熱し、ギョーザを並べ入れて湯大さじ2をまわし入れ、ふたをして強火で5分焼く。
   ＊冷凍したギョーザは、凍ったまま並べ入れ、湯大さじ2をまわし入れ、ふたをして強火で10分焼く。
2. 水けがとんだら、残りの油をまわしかけてきつね色になるまで7～8分焼く。器に盛り、混ぜ合わせたAを小皿に入れて添える。

腎健アドバイス ● 塩分が高くならないよう、ギョーザにつけるたれはきちんと計量して小皿に入れましょう。

バリエーション 2

煮すぎると皮が破けてしまうので、注意しましょう

スープギョーザ

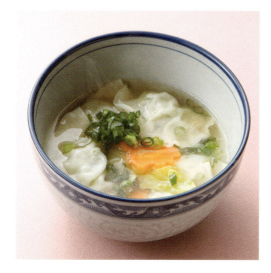

材料（1人分・6個）

- ギョーザ（左ページ参照）‥6個
- 白菜……………………30g
- にんじん………………20g
- 葉ねぎ……………………3g
- 顆粒ブイヨン………小さじ1/3
- 水…………………2/3カップ
- ごま油……………小さじ1/4

栄養価（1人分）

- エネルギー▶261kcal
- たんぱく質▶11.8g
- カリウム▶407mg
- リン▶102mg
- 食塩相当量▶1.3g

1 白菜は一口大のそぎ切りにし、にんじんは5mm厚さに切って花型で抜く（花型がなければ1×2cm角×5mm厚さの短冊切りにする）。ねぎは斜め薄切りにする。

2 なべに水とブイヨンを入れて煮立て、**1**を加えて5分煮る。ギョーザを入れ、7～8分煮る。ギョーザが浮いてきたら器に盛り、ごま油をかける。

＊冷凍したギョーザは、野菜を煮たあとに凍ったまま加え、15分ほど煮る。

腎健アドバイス ●汁を全部飲めるようにうす味に仕立てています。もの足りないときはこしょうや七味とうがらしをふって。

バリエーション 3

かりっと揚げることでエネルギー量アップ！

揚げギョーザ

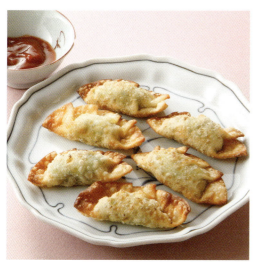

材料（1人分・6個）

- ギョーザ（左ページ参照）‥6個
- 揚げ油
- A ┌ チリソース……小さじ1(5g)
  │ トマトケチャップ
  └ ……………小さじ1・2/3

栄養価（1人分）

- エネルギー▶367kcal
- たんぱく質▶11.5g
- カリウム▶349mg
- リン▶91mg
- 食塩相当量▶1.4g

1 170～180℃の揚げ油にギョーザを入れ、ときどき裏返しながら5分ほど揚げる。油をきって器に盛る。

＊冷凍したギョーザは、凍ったまま180℃の揚げ油に入れ、ときどき裏返しながら8分揚げる。

2 Aを混ぜ合わせ、添える。

腎健アドバイス ●腎臓病食はエネルギーが不足しないことがたいせつです。揚げると、焼きギョーザよりも約40kcal、スープギョーザよりも約100kcal高くなります。

3章 単品レシピ集 主菜

手作りタルタルソースでおいしく減塩！
サケのムニエル

栄養価（1人分）
エネルギー ▶ 387kcal
たんぱく質 ▶ 16.4g
カリウム ▶ 644mg
リン ▶ 209mg
食塩相当量 ▶ 1.2g

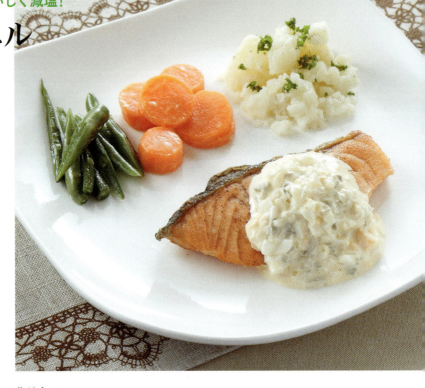

材料（1人分）

▼ サケのムニエル
生ザケ………………………… 60g
※カレイ、タラ、タイなどの白身魚でも。
塩 ………………………… 少量(0.2g)
こしょう ………………………… 少量
薄力小麦粉 …………………… 小さじ1
バター ………………………… 4g
オリーブ油 …………………… 小さじ1

▼ タルタルソース
A [
マヨネーズ ………………………… 15g
ゆで卵（みじん切り）
 ………………………… 1/5個分(10g)
らっきょうの甘酢漬け（みじん切り）
 ………………………… 5g
らっきょうの甘酢漬けの漬け汁
 ………………………… 小さじ1
玉ねぎ（みじん切り） ………… 5g
ピクルス（みじん切り・またはきゅうり）
 ………………………… 5g
]

▼ にんじんのグラッセ
にんじん（輪切り） …………… 30g
砂糖 ………………………… 小さじ2/3
バター ………………………… 3g

▼ 粉ふき芋
じゃが芋 …………………… 40g
塩 ………………………… 少量(0.2g)
こしょう ………………………… 少量
パセリ（みじん切り） ………… 1g

▼ さやいんげんのソテー
さやいんげん ……………… 2本(15g)
サラダ油 …………………… 小さじ3/4
こしょう ………………………… 少量

作り方

1 ボールにAを入れて混ぜ合わせる（タルタルソース）。

2 にんじんのグラッセを作る。なべににんじんとひたひたの水、砂糖、バターを入れて弱火で煮る。煮汁がなくなり、照りが出たら火を消す。

3 粉ふき芋を作る。じゃが芋は皮をむいて一口大に切る。なべにじゃが芋とひたひたの水を入れて火にかけ、15分ゆでて竹串がすっと通ったら湯を捨てる。なべにふたをして弱火で1分揺さぶり、塩、こしょうをふってパセリを散らす。

4 さやいんげんのソテーを作る。さやいんげんはゆでて水にとり、5cm長さに斜めに切る。フライパンに油を熱してさやいんげんをいため、こしょうをふる。

5 サケに塩、こしょうをふり、小麦粉を薄くまぶしつける。フライパンにオリーブ油を熱し、サケを入れて弱火できつね色になるまで3分焼き、裏返して3分焼く。バターを加え、サケにからめる。器に盛り、**2**〜**4**を盛り合わせ、サケにタルタルソースをかける。

 腎健アドバイス ● サケは風味のあるオリーブ油で焼き、最後にバターのこくをからめることで塩分を控えます。

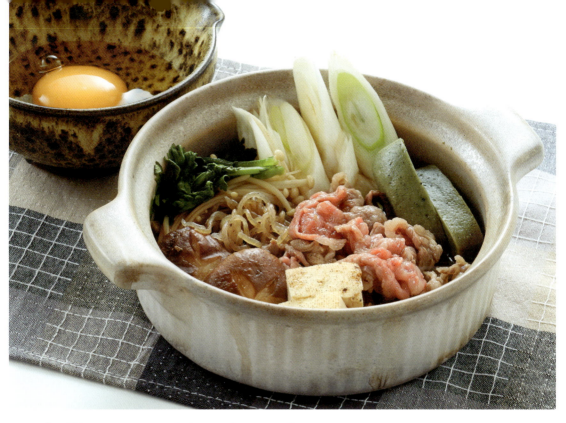

たんぱく質制限に合わせ、牛肉や豆腐の量を減らして

すき焼き

材料（1人分）

牛もも肉	50g
焼き豆腐・ねぎ・生しいたけ	各30g
春菊・しらたき・生麩	各20g
えのきたけ	10g
A しょうゆ	小さじ2½
酒	小さじ2
みりん	小さじ1⅔
砂糖	小さじ3⅓
オリーブ油	小さじ1
卵	1個（50g）

作り方

1. 牛肉は5cm長さに切る。焼き豆腐は食べやすい大きさに切る。ねぎは斜め切りにする。しいたけは石づきを除き、十文字の切れ目を入れ、春菊は5cm長さに切り、水に30分さらす。しらたきはゆででざるにあげ、湯をきって食べやすい長さに切る。生麩は1cm幅に切る。えのきたけは石づきを除く。
2. ボールにAを混ぜ合わせる。
3. 土なべを熱し、オリーブ油を塗る。牛肉を入れ、軽くほぐしながらさっといためる。肉がまだ赤いうちに弱火にし、2の半量を加えて3分煮る。
4. 残りの2を加え、1を入れて10分ほど煮る。器に卵を割りほぐし、火が通ったものから卵にからめて食べる。

腎健アドバイス　何種類かのたんぱく質食品（牛肉、豆腐、生麩、卵）を使うので、1食の摂取量が多くなりました。たんぱく質の制限量に合わせ、卵（1個でたんぱく質6.2g）は½個にする、たんぱく質食品の量を減らすなどしてください。

栄養価（1人分）

- エネルギー▶409kcal
- たんぱく質▶23.9g
- カリウム▶590mg
- リン▶296mg
- 食塩相当量▶2.5g

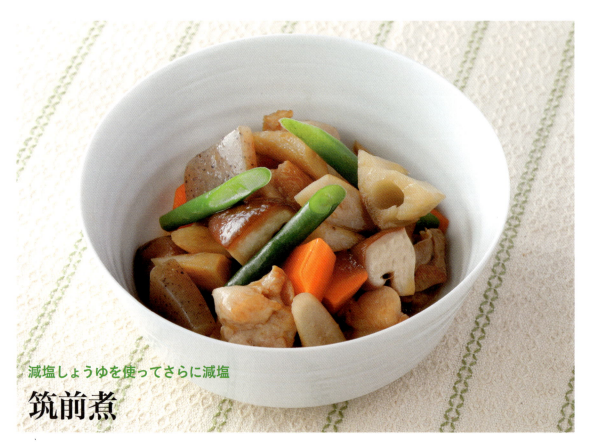

減塩しょうゆを使ってさらに減塩

筑前煮

材料（1人分）

鶏もも肉（皮つき）	40g
こんにゃく	25g
ごぼう・にんじん・れんこん・生しいたけ	各20g
さやいんげん	2本（20g）
ごま油	小さじ1
だし	½カップ
A 砂糖	小さじ1
A 減塩しょうゆ	小さじ1
A みりん	小さじ⅚

作り方

1. 鶏肉は一口大に切る。ごぼう、にんじん、れんこんはそれぞれ乱切りにし、ごぼうは水に10分さらして水けをきる。野菜はそれぞれゆで、湯をきる。さやいんげんは筋をとって斜めに半分に切る。

2. しいたけは石づきを除いて4つに切る。こんにゃくは一口大に切り、熱湯をまわしかける。

3. なべにごま油を熱し、鶏肉を5分ほどいため、ごぼう、れんこん、にんじんを順に入れていためる。だしを加えて5分ほど煮て、Aを加える。さやいんげんを加えて3分煮て火を消し、汁けをきってなべからとり出す。

 腎健アドバイス

● エネルギーアップのため、鶏肉は皮つきを使います。野菜は下ゆでしてカリウムを流出させます。

● しょうゆは減塩タイプを使います。また、でき上がって煮汁に浸したままだと味がしみ込んで濃くなるので、煮汁はなべに残してすぐに器に盛りましょう。

栄養価（1人分）

- エネルギー ▶ 188kcal
- たんぱく質 ▶ 8.8g
- カリウム ▶ 378mg
- リン ▶ 131mg
- 食塩相当量 ▶ 0.6g

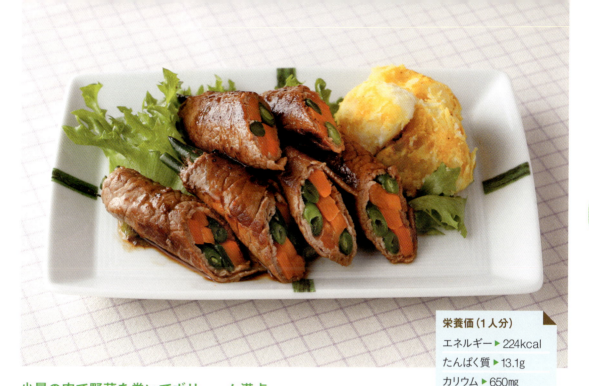

栄養価（1人分）
- エネルギー ▶ 224kcal
- たんぱく質 ▶ 13.1g
- カリウム ▶ 650mg
- リン ▶ 150mg
- 食塩相当量 ▶ 1.0g

少量の肉で野菜を巻いてボリューム満点

牛肉の野菜巻き

材料（1人分）

- 牛もも薄切り肉 ………… 1枚（50g）
- にんじん …………………… 40g
- さやいんげん ………… 6本（30g）
- サラダ油 ………………… 小さじ1
- A［しょうゆ・砂糖 ……… 小さじ1
　　酒・みりん ……… 各小さじ³⁄₅］

▼ カレー風味粉ふき芋
- じゃが芋 ………………………… 50g
- カレー粉 ………………………… 少量

▼ つけ合わせ
- レタス ………………………… 20g

作り方

1. にんじんは8cm長さの拍子木切り8本にし、さやいんげんは筋をとる。それぞれ、少しかたさが残るくらいにゆでて湯をきる。レタスは食べやすい大きさにちぎり、水に30分さらし、ざるにあげて水けをきる。

2. 牛肉を広げて長さを半分に切り、にんじん4本、さやいんげん3本をそれぞれの牛肉に置いて巻く。

3. フライパンに油を熱し、肉の巻き終わりを下にして入れ、強火で2分焼き、Aをまわし入れる。ふたをして2分蒸し焼きにし、斜めに切る。

4. 粉ふき芋を作る。じゃが芋は大きめの一口大に切る。なべにじゃが芋とひたひたの水を入れて火にかけ、5分ほどゆでる。竹串がすっと通ったら、湯を捨てる。カレー粉を加え、ふたをしてじゃが芋をころがすようになべを揺する。

5. 器にレタスを敷き、**3**を盛って**4**を添える。

腎健アドバイス

- エネルギーをさらに高めたいときは、牛もも肉のかわりに牛バラ肉を使うとよいでしょう。たんぱく質量も少し減らせます。
- 野菜は下ゆでして火を通し、カリウムを減らします。
- 粉ふき芋は、カレーの香味とじゃが芋の甘味で塩いらずです。

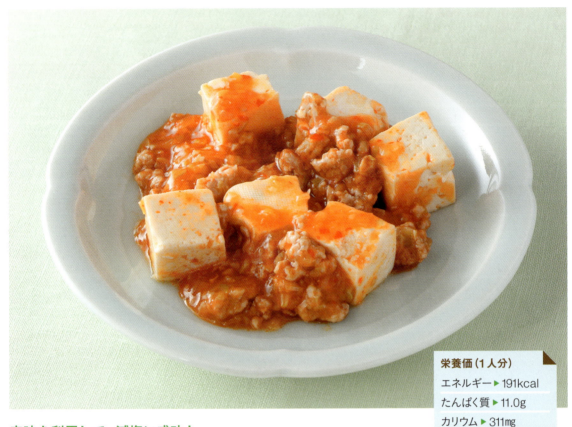

栄養価（1人分）	
エネルギー ▶	191kcal
たんぱく質 ▶	11.0g
カリウム ▶	311mg
リン ▶	149mg
食塩相当量 ▶	0.5g

辛味を利用して、減塩に成功！

麻婆豆腐

材料（1人分）

もめん豆腐	70g
豚ひき肉	30g
ねぎ（みじん切り）	20g
しょうが・にんにく（各みじん切り）	各1かけ
ごま油	小さじ1
┌ 中国風顆粒ブイヨン	小さじ½
└ 湯	¼カップ
┌ 砂糖	小さじ⅔
│ しょうゆ・豆板醤・かたくり粉	各小さじ½
A│	
└ 酒	小さじ1

作り方

1 豆腐は1.5cm角に切る。

2 ブイヨンは湯にとかす。

3 フライパンにごま油を熱し、ねぎ、しょうが、にんにくを入れていためる。香りが立ったらひき肉を加えて強火で3分ほどいため、**2**を加えて中火にして3分煮る。

4 Aを混ぜ合わせて加え、豆腐を加えてくずさないようにさっと混ぜ、弱火にして10分煮る。

腎健アドバイス

● 豚ひき肉は、たんぱく質量を控えてエネルギーを上げるために、なるべく脂身の多い部位のものを選びましょう。豚バラのひき肉があればベストです。

● 豆腐は絹ごし豆腐にかえると、たんぱく質を1.2g減らすことができます。

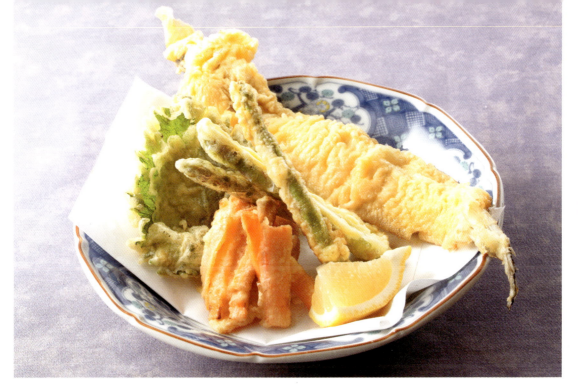

揚げ物は、エネルギーアップに最適

天ぷら（アナゴ、野菜3種）

材料（1人分）

- アナゴ（頭と内臓を除き、背開きする）……………… 1尾（60g）
- 薄力小麦粉………………… 適量
- グリーンアスパラガス・にんじん ……………………… 各30g
- 青じそ …………………………1枚
- 卵（割りほぐす）………………20g
- 冷水………………………⅓カップ
- 薄力小麦粉…………………20g
- 揚げ油
- レモンのくし形切り…… ½個（10g）

作り方

1. アナゴは皮目に横に1cm幅に切り目を入れ、小麦粉をまぶし、余分な粉を落とす。
2. にんじんは短冊切りにし、アスパラは根元のかたい部分をピーラーで削る。
3. ボールに卵を入れ、冷水を加えて混ぜる。小麦粉をふるい入れ、さっくりと混ぜる（衣）。
4. 揚げ油を170～180℃に熱し、アナゴに衣をたっぷりとからめ、背を下にして入れて裏返しながら5～7分揚げる。
5. アスパラ、にんじんのそれぞれに衣をからめ、170～180℃の揚げ油で1分揚げる。
6. 青じその片面だけに衣をからめ、160℃の揚げ油に衣をつけた面を下にして入れて、さっと揚げる。
7. 器に**4**～**6**を盛り合わせ、レモンを添える。

腎健アドバイス

アナゴは、1本まるごとを切らずに揚げることでボリューム感が出るので、重量が少なくても満足感が高まります。エネルギーをさらに高めたいときは、アナゴを一口大に切って表面積を広げると、油の付着率が増えてエネルギーがアップします。

栄養価（1人分）

- エネルギー ▶ 348kcal
- たんぱく質 ▶ 15.7g
- カリウム ▶ 459mg
- リン ▶ 202mg
- 食塩相当量 ▶ 0.3g

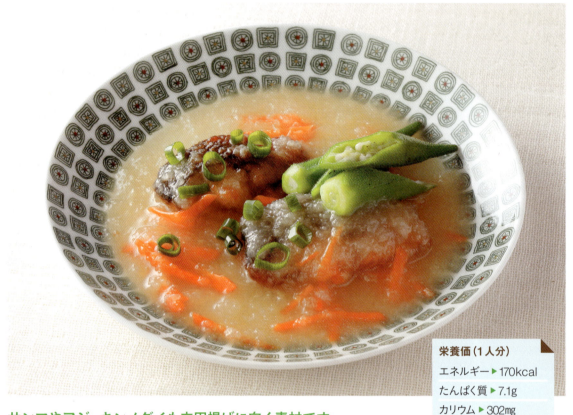

サンマやアジ、キンメダイも立田揚げに向く素材です
サバ立田揚げのみぞれ煮

栄養価（1人分）
- エネルギー ▶ 170kcal
- たんぱく質 ▶ 7.1g
- カリウム ▶ 302mg
- リン ▶ 91mg
- 食塩相当量 ▶ 0.5g

材料（1人分）

- サバ（切り身）……………… 30g
- しょうが汁 ………………… 少量
- 酒・かたくり粉………… 各小さじ1
- 揚げ油
- A
  - だし ………………… ¼カップ
  - みりん ……………… 小さじ1
  - しょうゆ …………… 小さじ½
- おろし大根………………… 50g
- にんじん…………………… 10g
- オクラ …………………… 2本(10g)
- 葉ねぎ（小口切り） ………… 5g

作り方

1. にんじんはせん切りにする。オクラはやわらかくなるまでゆでて水にとり、水けをきって斜めに半分に切る。

2. サバは3切れにそぎ切りにし、しょうが汁と酒をふりかける。汁けをふきとり、かたくり粉をまぶして余分な粉を落とす。

3. 180℃の揚げ油に**2**のサバを入れ、焼き色がつくまで5分ほど揚げる。

4. 別のなべに**A**を入れ、にんじんを加えて3分煮る。おろし大根の汁けを軽く絞って加え、**3**を加えて1～2分煮る。

5. 器に盛ってねぎを散らし、オクラを添える。

腎健アドバイス ● サバは揚げてエネルギー量を高めます。みぞれ煮にしてさっぱりとした味わいに。

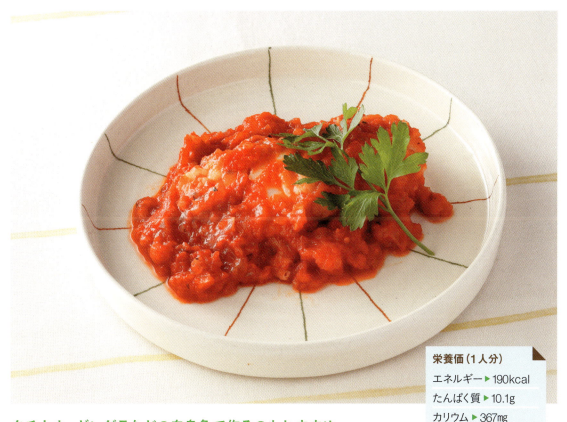

タチウオ、ギンダラなどの白身魚で作るのもおすすめ

タラのトマトソース煮

栄養価（1人分）
- エネルギー ▶ 190kcal
- たんぱく質 ▶ 10.1g
- カリウム ▶ 367mg
- リン ▶ 143mg
- 食塩相当量 ▶ 1.9g

材料（1人分）

- 生ダラ（切り身）……… 1切れ（50g）
- 白ワイン ………………… 小さじ1
- 薄力小麦粉 ……………… 小さじ½
- ホールトマト（缶詰め）……… 40g
- 玉ねぎ …………………… 20g
- サラダ油 ………………… 小さじ1
- バター（食塩不使用）
  ………………… 大さじ1弱（10g）
- バジル …………………… 乾1g
- 固形ブイヨン …………… ½個（4g）
- ホールトマトの缶汁 …… 大さじ1
- ガーリックパウダー ……… 少量
- イタリアンパセリ …… あれば少量

作り方

1. タラに白ワインをかけ、小麦粉をまぶして余分な粉を落とす。
2. トマトは一口大に切る。玉ねぎはみじん切りにする。
3. フライパンに油を熱し、タラを入れて両面を3分ずつ焼き、うすく色づいたらとり出す。
4. 3のフライパンにバターをとかし、玉ねぎとトマトを入れていためる。バジル、ブイヨン、トマト缶の缶汁、ガーリックパウダーを加える。タラを戻し入れて5分煮る。
5. 器に盛り、イタリアンパセリを添える。

調理ポイント
バジルのかわりに豆板醤小さじ½を入れて、中国風に仕上げても。

腎健アドバイス
● トマトの酸味やバジルの香味で、塩分を控えても味わいは豊かです。

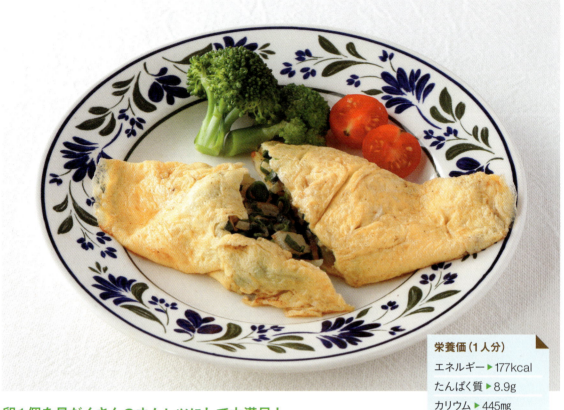

卵1個を具だくさんのオムレツにして大満足!
新じゃがと葉ねぎのオムレツ

栄養価（1人分）
エネルギー ▶ 177kcal
たんぱく質 ▶ 8.9g
カリウム ▶ 445mg
リン ▶ 149mg
食塩相当量 ▶ 0.9g

材料（1人分）

卵	1個(50g)
葉ねぎ	40g
じゃが芋・ブロッコリー	各30g
ミニトマト	1個(15g)
塩	ミニスプーン½強(0.7g)
こしょう	少量
サラダ油	小さじ1
バター（食塩不使用）	2g

作り方

1 ねぎは1cm長さに切り、じゃが芋は細めの短冊切りにする。それぞれ水に20分さらし、ざるにあげて水けをきる。ブロッコリーは小房に分けて2分ほどゆでる。ミニトマトは縦半分に切る。

2 フライパンに油の½量を熱し、じゃが芋を入れて3分、うすくきつね色になるまでいためる。ねぎを加えて1分いため、しんなりとなったら塩、こしょうをふる。器に盛り、オムレツの形に整える。

3 **2**のフライパンに残りの油とバターを熱し、割りほぐした卵を流し入れ、軽く混ぜながら半熟になるまで2分焼く。**2**の具にかぶせて形を整える。ブロッコリーとミニトマトを添える。

腎健アドバイス

● じゃが芋と葉ねぎは、切ってから水にさらしてカリウム量を減らします。

● 具の量を多くしてボリュームアップ。包みにくいので、具をオムレツの形に整えて卵をかぶせます。

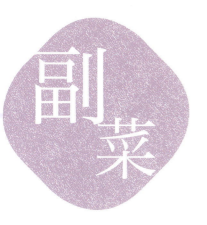

副菜

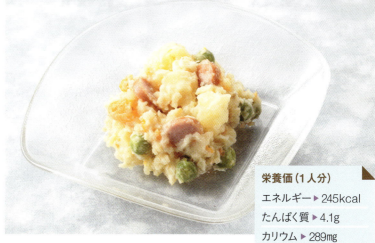

材料（1人分）

- じゃが芋……………50g
- 砂糖…………小さじ2/3
- 酢……………小さじ3/5
- ウインナソーセージ…20g
- サラダ油………小さじ1/2
- にんじん……………10g
- 玉ねぎ………………5g
- グリーンピース（冷凍）・5g4
- 塩………ミニスプーン1/4
- こしょう……………少量
- マヨネーズ……大さじ1 1/4

ウィンナは塩けがあるので、少量でOK

ポテトサラダ

栄養価（1人分）
- エネルギー▶245kcal
- たんぱく質▶4.1g
- カリウム▶289mg
- リン▶72mg
- 食塩相当量▶1.0g

作り方

1. なべにじゃが芋とかぶるくらいの水を入れて火にかけ、やわらかくなったら湯を捨てる。
2. ボールに移して熱いうちに砂糖と酢を加え混ぜ、つぶす。
3. ウィンナは5mm幅の半月に切り、油を熱したフライパンで軽く色づくまでいためる。
4. にんじんは3cm角に切り、なべに水とともに入れて1分ゆで、フォークなどで軽くつぶす。
5. 玉ねぎは薄切りにし、水に30分さらし、ざるにあげて水けをきる。グリーンピースは湯をまわしかけ、湯をきる。
6. 2に3～5を加え、塩とこしょう、マヨネーズを加え混ぜる。

 腎健アドバイス ● ウインナソーセージに味がしっかりあるので、調味の塩は少量で充分です。

ほんのり梅の風味をきかせて

大根サラダ

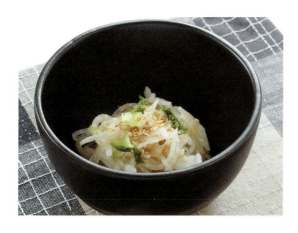

材料（1人分）

- 大根………………………40g
- 大根の葉…………………3g
- 梅干し（塩分8％のもの）
  ………………1/2個（5g）
- ごま油…………小さじ3/4
- いり白ごま………小さじ1/2

栄養価（1人分）
- エネルギー▶46kcal
- たんぱく質▶0.5g
- カリウム▶115mg
- リン▶15mg
- 食塩相当量▶0.4g

作り方

1. 大根は細いせん切りにする。大根の葉はみじん切りにし、水に30分さらして水けを絞る。
2. 梅干しは種を除いてほぐし、大根を加えて混ぜ、ごま油を加えてさらに混ぜる。
3. 器に盛り、大根の葉とごまを散らす。

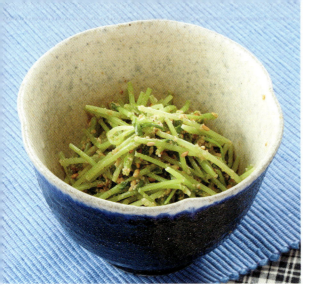
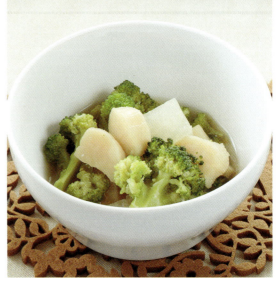

シャキシャキとした
歯ごたえを楽しんで！
豆苗のごまあえ

材料（1人分）
豆苗……………………50g
A［しょうゆ・みりん・酒
　　……… 各小さじ½
すり白ごま …小さじ2½

栄養価（1人分）
エネルギー▶58kcal
たんぱく質▶3.6g
カリウム▶138mg
リン▶62mg
食塩相当量▶0.4g

作り方
1. Aは混ぜ合わせる。
2. 豆苗は根の部分を落とし、1分ゆでる。水にさらし、水けを絞る。
3. ボールに入れて1であえ、ごまを混ぜ合わせる。

 ● 調味料はきちんと計量しましょう。計量は減塩の基本です。

ホタテのうま味を
ブロッコリーにからめて
野菜とホタテのスープ煮

材料（1人分）
ホタテ貝（貝柱）・大根・
　ブロッコリー … 各30g
顆粒ブイヨン …小さじ⅔
塩……………少量（0.2g）
こしょう………………少量
水 ……………… ⅔カップ
［かたくり粉・水
　………… 各小さじ1
しょうがの絞り汁
　……………小さじ½
しょうゆ ………小さじ⅓

栄養価（1人分）
エネルギー▶59kcal
たんぱく質▶6.8g
カリウム▶311mg
リン▶107mg
食塩相当量▶1.5g

作り方
1. 大根は1cm角に切り、ブロッコリーは小房に分ける。それぞれさっとゆで、湯をきる。
2. なべに水を入れて沸騰させ、ブイヨンを加える。ホタテ貝と1、塩、こしょうを加えて10分煮る。
3. 水どきかたくり粉を加えてとろみをつけ、しょうが汁としょうゆを加える。

● 水どきかたくり粉でとろみをつけると、味がからまってしっかり感じられます。

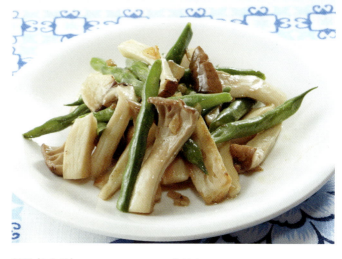

うま味と塩けが強い市販のソース
少量を効果的に使います

さやいんげんとエリンギのソテー

栄養価（1人分）
- エネルギー ▶ 43kcal
- たんぱく質 ▶ 1.5g
- カリウム ▶ 190mg
- リン ▶ 42mg
- 食塩相当量 ▶ 0.3g

調理ポイント
アンチョビソースのかわりにバター小さじ1、しょうゆ小さじ½を入れてもおいしい。

材料（1人分）
- さやいんげん・エリンギ …… 各30g
- オリーブ油 ……… 小さじ¾
- にんにく（みじん切り）‥ 1かけ
- アンチョビソース（市販品） ………… 小さじ⅓（2g）
- こしょう ……………… 少量

作り方
1. さやいんげんは斜め半分に切り、かためにゆでて湯をきる。エリンギは縦に裂く。それぞれ水に30分ほどさらす。
2. フライパンにオリーブ油とにんにくを入れていためる。香りが立ったら、さやいんげんとエリンギを加えて3分いためる。全体がしんなりとなったら、アンチョビソースとこしょうを加えていため合わせる。

腎健アドバイス うま味が強いアンチョビソース。塩分も高いので、しっかり計量して使いましょう。

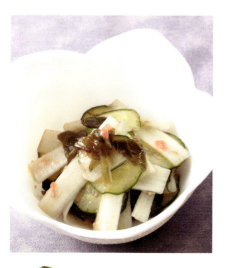

うどの食感と香りがあと引く味わい

うどの梅肉サラダ

材料（1人分）
- うど ……………………… 30g
- きゅうり ………………… 20g
- わかめ ……………… 乾1g
- 梅干し（塩分8％のもの） ………………… ½個（5g）
- 酢 ………………… 小さじ2
- みりん …………… 小さじ1

作り方
1. うどは厚めに皮をむいて薄切りにし、酢3％の水に30分さらし、水けをきる。きゅうりは小口切りにし、水に30分さらす。
2. わかめは水でもどし、さっと熱湯をかける。梅干しは種をとってペースト状にする。
3. すべての材料を混ぜ合わせる。

腎健アドバイス うどは食感と香味に特徴があるので、減塩タイプの梅干しを使ったうすい味つけで充分美味です。

栄養価（1人分）
- エネルギー ▶ 28kcal
- たんぱく質 ▶ 0.6g
- カリウム ▶ 159mg
- リン ▶ 19mg
- 食塩相当量 ▶ 0.5g

3章 単品レシピ集 副菜

梅じそ&しょうがでさっぱりと
冷ややっこ 梅じそ風味

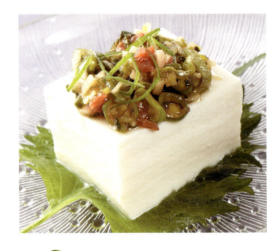

材料(1人分)
- 絹ごし豆腐 …………… 70g
- 葉ねぎ ………………… 3g
- しょうが(みじん切り) …… 1かけ
- 梅干し(塩分8%のもの) …… 3g
- しょうゆ …………… 小さじ⅓
- 青じそ ………………… 1枚

栄養価(1人分)
- エネルギー ▶ 45kcal
- たんぱく質 ▶ 3.8g
- カリウム ▶ 142mg
- リン ▶ 64mg
- 食塩相当量 ▶ 0.5g

作り方
1. 豆腐はキッチンペーパーに包み、皿などで重石をして10分水きりする。
2. 葉ねぎは、半分をみじん切り、残りを斜め薄切りにする。
3. 梅干しは種をとってペースト状にし、ボールに入れる。葉ねぎのみじん切り、しょうが、しょうゆを加えて混ぜ合わせる。
4. 器に青じそを敷き、豆腐を盛る。3をのせ、葉ねぎの薄切りを飾る。

 腎健アドバイス
- 豆腐はもめんと絹ごしではたんぱく質量が違います。もめん豆腐70gでは、たんぱく質は絹ごし豆腐より1.2g多くなります。
- 梅干しは減塩タイプを使って塩分を控えます。

こんぶとゆずの香り、甘酢が大根に合う
ゆず大根

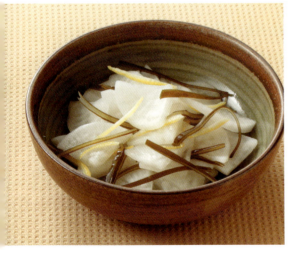

材料(1人分)
- 大根 …………………… 50g
- こんぶ …3cm×6cmのもの1枚
- ゆずの搾り汁 ……… 小さじ4
- ゆずの皮 ………… 1個分(20g)
- 酢 ………………… 小さじ1
- 砂糖 ……………… 小さじ⅔

栄養価(1人分)
- エネルギー ▶ 24kcal
- たんぱく質 ▶ 0.4g
- カリウム ▶ 220mg
- リン ▶ 13mg
- 食塩相当量 ▶ 0.1g

作り方
1. 大根は1cm幅の半月切りにする。こんぶは水でもどし、キッチンばさみでごく細く切る。ゆずは半分に切って汁を絞り、皮は細かく刻む。
2. 大根は水でさっと洗ってぎゅっと絞り、ボール(またはポリ袋)に入れ、ゆずの搾り汁、酢、砂糖を加えて全体をよくもみ、2時間～半日おいてなじませる。器に盛り、ゆずの皮を散らす。

腎健アドバイス
- 大根は塩もみをせず、味つけにも塩を使わずに。こんぶとゆずの風味、酢の酸味で大根の甘味が引き立ちます。

手作りの卵豆腐を2つの味わいで。
塩分もわかるので安心

卵豆腐2種
（鶏そぼろあんかけ、もずく酢）

栄養価（1人分）	鶏そぼろあんかけ卵豆腐	もずく酢卵豆腐
エネルギー▶	183kcal	107kcal
たんぱく質▶	12.9g	7.1g
カリウム▶	215mg	210mg
リン▶	151mg	114mg
食塩相当量▶	0.9g	0.9g

卵豆腐

材料（200mLの耐熱容器2個分）
- 卵 …………………… 2個（100g）
- だし ………………… ½カップ
- うす口しょうゆ ……… 小さじ½
- みりん ……………… 小さじ1

作り方

1. ボールに全材料を入れて混ぜ合わせる。ぬれぶきんを万能こし器に重ねて卵液を濾し、耐熱容器に等分に注ぎ入れる。

2. 蒸気の上がった蒸し器に入れ、強火で1〜2分、中火にして15分蒸す。

＊卵豆腐は冷蔵で保存し、翌日までに食べてください。

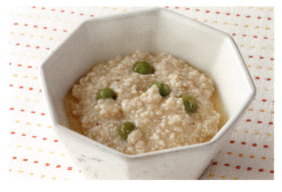

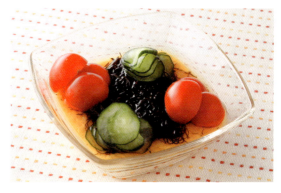

鶏そぼろあんかけ

材料（1人分）
- 卵豆腐（上記参照）…… 1個
- 鶏ひき肉 …………… 30g
- グリーンピース（冷凍）
  ………………………… 20g
- A しょうゆ・みりん … 各小さじ½
  酒 ……………… 小さじ⅗
  しょうが汁・水 … 各大さじ2
- かたくり粉 …… 小さじ1
  水 ……………… 小さじ1

作り方

1. グリーンピースは熱湯をまわしかけ、湯をきる。

2. なべにAを入れて火にかけ、ひき肉をほぐしながら入れ、色が変わるまで煮る。

3. 水どきかたくり粉を加えてとろみをつける。卵豆腐にかけ、グリーンピースを散らす。

もずく酢

材料（1人分）
- 卵豆腐（上記参照）…… 1個
- もずく・きゅうり … 各20g
- ミニトマト …… 3個（30g）
- A 酢 ………… 小さじ1⅕
  しょうゆ・みりん
  ………… 各小さじ½

作り方

1. もずくは水洗いし、水けをきる。きゅうりは輪切りにし、ミニトマトは半分に切る。

2. ボールにAを混ぜ合わせ、もずく、きゅうりを加えてさらに混ぜる。卵豆腐にかけ、ミニトマトを盛り、食べる直前まで冷蔵庫で冷やす。

腎健アドバイス ● 卵は良質なたんぱく質食品。限られた量の卵をなめらかな口あたりの卵豆腐にし、満足感を高めます。

主食

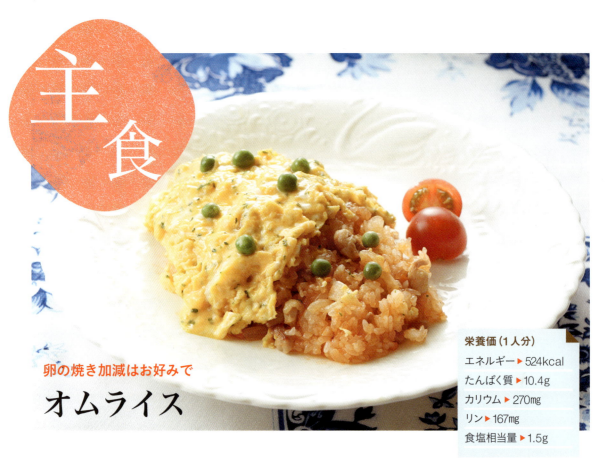

卵の焼き加減はお好みで
オムライス

栄養価（1人分）
- エネルギー ▶ 524kcal
- たんぱく質 ▶ 10.4g
- カリウム ▶ 270mg
- リン ▶ 167mg
- 食塩相当量 ▶ 1.5g

材料（1人分）

低たんぱくごはん1/35（→111ページ)	180g
鶏もも肉（皮つき）	20g
玉ねぎ・にんじん（各みじん切り）	各10g
サラダ油	小さじ1 4/5
トマトケチャップ	小さじ1 2/3
塩	ミニスプーン1弱（1g）
こしょう	少量
卵	1個（50g）
パセリ（刻む）	少量
バター	5g
グリーンピース（冷凍）	5g
ミニトマト	1個（20g）

作り方

1. 低たんぱくごはんは、パッケージの表示に従って温める。鶏肉は1cm角に切る。グリーンピースは熱湯をまわしかけ、湯をきる。

2. フライパンに油を熱し、鶏肉を入れて強火でいため、肉の色が変わったら玉ねぎとにんじんを加えて中火にして3分いためる。トマトケチャップ、塩、こしょうを加える。

3. ごはんを加えて切るように混ぜながらいため、器に盛る。

4. 卵はボールに割りほぐし、パセリを混ぜる。

5. **3**のフライパンにバターを入れてとかし、**4**を一度に加えて菜箸でかき混ぜる。卵が半熟になったら火を消し、余熱で好みのかたさに仕上げる。

6. **3**に**5**を盛り、**4**の卵をふんわりとかぶせ、グリーンピースを散らし、半分に切ったミニトマトを添える。

腎健アドバイス　● ごはんはたんぱく質調整食品（111ページ）にすれば、鶏肉や卵などのたんぱく質食品を使っても安心。卵は量が限られるので、ごはんにかぶせるようにして形を整えます。

なべ焼きうどん

めん類の汁は残すことが減塩のコツ

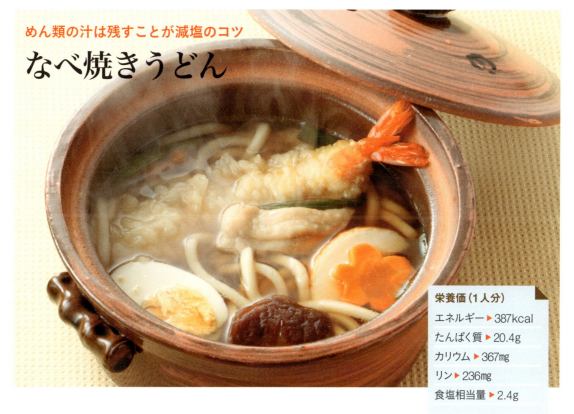

栄養価（1人分）
- エネルギー ▶ 387kcal
- たんぱく質 ▶ 20.4g
- カリウム ▶ 367mg
- リン ▶ 236mg
- 食塩相当量 ▶ 2.4g

材料（1人分）

ゆでうどん	1玉(120g)
鶏もも肉（皮つき）	30g
エビの天ぷら（市販）	1尾分
かまぼこ	10g
ゆで卵	1/2個(25g)
ねぎ・にんじん	各5g
干ししいたけ	乾2g
ゆずの皮	少量
A 砂糖・しょうゆ	各小さじ1/3
A 干ししいたけのもどし汁＋水	1/4カップ
だし	3/4カップ
B みりん	小さじ1
B しょうゆ	小さじ1 1/3
B 砂糖	小さじ1 2/5
B 酒	小さじ1 3/5
一味とうがらし（または七味とうがらし、ゆずこしょう）	好みで少量

作り方

1 干ししいたけはぬるま湯でもどす。小なべに入れ、Aを加えて火にかけ、煮汁が少なくなるまで3分煮る。

2 鶏肉は大きめの一口大に、かまぼこは3mm厚さに切る。ねぎは幅1cmの斜め切りにし、にんじんは5mm幅の輪切りにして花型で抜く（花型がなければ輪切りでよい）。ゆずの皮は細く刻む。

3 うどんは袋の表示に従ってゆで、ざるにあげて湯をきる。

4 別のなべにだしを入れて火にかけ、煮立つ直前にBを入れ、ひと煮立ちしたら火を消す。

5 土なべに**3**、**2**、**1**を入れ、**4**のつゆを加えて強火にかける。煮立ったら火を弱めてアクをとり、エビの天ぷらとゆで卵をのせる。一味とうがらしをふる。

 腎健アドバイス

● うどん自体に塩分を含むので、食べる量を守って高塩分にならないようにしましょう。

● 塩分を控えるために、つゆはすべて飲まないことがたいせつです。

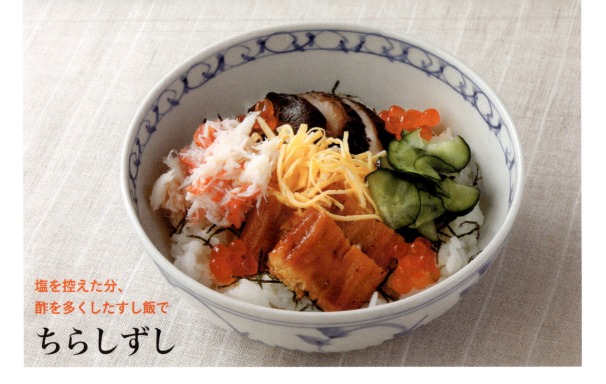

塩を控えた分、
酢を多くしたすし飯で
ちらしずし

材料（1人分）

▼ すし飯
- ごはん……………………150g
- A
  - 酢………………………大さじ1
  - 砂糖……………………小さじ1⅔
  - 塩……ミニスプーン1弱(1g)
- 焼きアナゴ・カニ缶（水煮缶詰め）
  ……………………………各20g
- きゅうり…………………………10g
- 焼きのり……………………全型¼枚
- 干ししいたけ………………………1枚
- B
  - 干ししいたけの戻し汁
    ……………………………½カップ
  - 砂糖……………………小さじ⅔
  - しょうゆ………………小さじ⅙
- 卵（割りほぐす）………………20g
- 砂糖……………………小さじ⅓
- サラダ油………………小さじ½
- イクラしょうゆ漬け……………3g

作り方

1. 干ししいたけはぬるま湯½カップでもどして軸を落とし、細く切る（もどし汁は使うので捨てない）。

2. 小なべにAを合わせ、弱火にかけて砂糖と塩をとかし、あつあつのごはんにまわしかけ、切るように混ぜ合わせる。

3. アナゴはアルミ箔に包み、魚焼きグリルで1分焼き、3cm幅に切る。カニ缶はざるにあけ、ほぐして缶汁をきる。きゅうりは薄い輪切りにし、水に30分さらしてざるにあげ、水けを絞る。のりはキッチンばさみで細く切る。

4. なべにBとしいたけを入れて強火で3分煮て、そのままさめるまでおく。

5. ボールに卵と砂糖を入れて混ぜる。卵焼き器（またはフライパン）に油を熱し、卵液を流し入れて焼き、錦糸卵を作る。さめたら細切りにする。

6. 器に2を盛り、3、4、5、イクラをのせる。

栄養価（1人分）
- エネルギー▶402kcal
- たんぱく質▶14.6g
- カリウム▶195mg
- リン▶175mg
- 食塩相当量▶1.7g

腎健アドバイス

● 焼きアナゴ、カニ缶、イクラに塩けがあるので、すし飯の塩は減らしています。そのかわりに酢の量を多くして酸味をきかせました。

● たんぱく質の量が気になる場合は、ごはんをたんぱく質調整食品（111ページ）にすると減らすことができます。

デザート

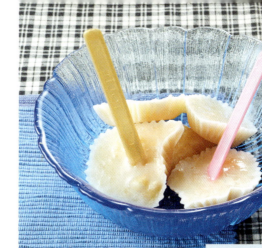

少量のバナナをゆっくり味わう
バナナアイスキャンディ

腎健アドバイス ● バナナはカリウムが多いと敬遠されがちですが、アイスキャンディにしてゆっくり味わえば、少量でも満足感があります。

材料（1人分×2回）
バナナ（完熟したもの）… 小1本（80g）
砂糖 …………………… 小さじ3⅓
牛乳 …………………… ½カップ

栄養価（1人分）
エネルギー ▶ 88kcal
たんぱく質 ▶ 2.2g
カリウム ▶ 219mg
リン ▶ 58mg
食塩相当量 ▶ 0.1g

作り方
1. ボールにバナナと砂糖を入れ、フォークでつぶしながら混ぜる。牛乳を加え、さらに混ぜ合わせる。
2. アルミカップや製氷皿などに1を入れて冷凍庫で2時間以上冷やしかためる。

シュワーとした食感
サイダーかん

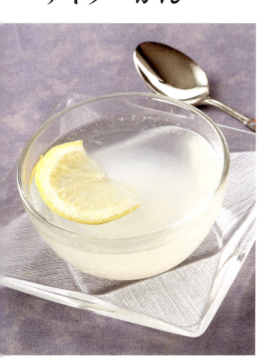

材料（100㎖容器5個分）
粉かんてん ………………………… 4g
水 …………………………………… 1カップ
砂糖 ………………………………… 30g
レモン果汁 ……………… 小さじ2
サイダー ………………… 1½カップ
レモンの輪切り …………… 2½枚

栄養価（1人分）
エネルギー ▶ 49kcal
たんぱく質 ▶ 0g
カリウム ▶ 2mg
リン ▶ 0mg
食塩相当量 ▶ 0g

作り方
1. なべに粉かんてんと水、砂糖、レモン汁を入れて煮とかす。完全にとけたら、ボールに移す。
2. 1のボールの底を水に当ててあら熱をとり、サイダーを少しずつ流し入れ、静かに混ぜ合わせる。気泡が全体に入り、ややかたまってきたら、水でぬらした器に入れる。冷蔵庫で20分以上冷やしかためる。食べるときに半分に切ったレモンを添える。

腎健アドバイス ● 口の中で少しずつとけるので、水分制限がある人にもおすすめ。冷蔵で3日間保存できます。

3章 単品レシピ集 デザート

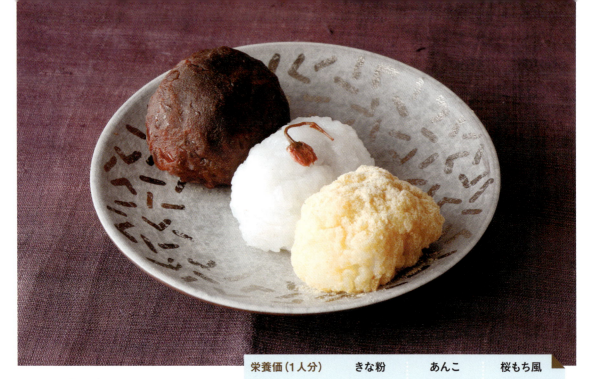

低たんぱくごはんの
もちもち食感がぴったり！

3色ぼたもち
（きな粉、あんこ、桜もち風）

栄養価（1人分）	きな粉	あんこ	桜もち風
エネルギー▶	198kcal	162kcal	162kcal
たんぱく質▶	0.6g	0.9g	0.9g
カリウム▶	48mg	32mg	32mg
リン▶	27mg	23mg	23mg
食塩相当量▶	0g	0g	0g

材料（1人分）

低たんぱくごはん1/35（→111ページ）
　………………………… 180g
砂糖………………… 小さじ1 2/3
湯…………………………… 大さじ1

▼きな粉
　低たんぱくきな粉（→111ページ）
　　………………………… 10g
　砂糖……………… 小さじ1 2/3
　つぶしあん（砂糖入り）………… 10g

▼あんこ
つぶしあん（砂糖入り）………… 10g

▼桜もち風
桜の花の塩漬け……………… 1つ
つぶあん（砂糖入り）…………… 10g

作り方

1 低たんぱくごはんはパッケージの表示に従って温める。ボールに入れ、熱いうちに砂糖、湯を入れて混ぜ合わせ、すり木などで粘りけが出るまでつぶし、3等分する。1つは丸める。

2 ぼたもち・きな粉を作る。きな粉と砂糖は混ぜ、皿に広げる。あんは丸める。ラップに**1**のごはん1つを広げ、丸めたあんをのせて包む。きな粉にのせ、ころがすようにしてまぶす。

3 ぼたもち・あんこを作る。ラップにあんを広げ、中央に**1**の丸めたごはんをのせて包む。

4 ぼたもち・桜もち風を作る。桜の花の塩漬けはさっと水洗いする。ラップに**1**の残りのごはんを広げ、あんをのせ、包む。ラップをはずし、桜の花の塩漬けを飾る。

腎健アドバイス

● ごはんはたんぱく質調整食品（111ページ参照）を使います。粘りけがあり、ぼたもちに好都合です。

● きな粉もたんぱく質調整食品（111ページ参照）を使いました。手に入らないときは普通のきな粉を使い、量は半分にしてください。

コラム

たんぱく質調整食品をじょうずにとり入れて

慢性腎臓病の食事は、1日あたりのたんぱく質量に制限があります。しかし、たんぱく質は主食であるごはんやパン、めん類などに意外と多く含まれています。そこで、これらの主食を低たんぱく食品（＝たんぱく質調整食品）にするとよいでしょう。主食から摂取するたんぱく質量を減らした分、質のよいたんぱく質を含む肉や魚、卵、豆腐などの量を増やすことができます。

たんぱく質調整食品は、ごはん、うどん、そば、パスタ、もちなどの主食のほかに、きな粉、ホットケーキミックス、みそやしょうゆなどの調味料もあります。

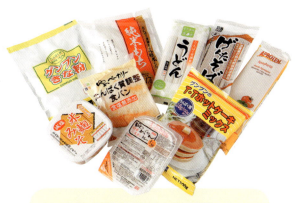

※これらの腎臓病用特殊食品は（株）ヘルシーネットワーク（0120-236-977）で購入することができます。かかりつけの医師や管理栄養士などの指導を得て、ご利用ください。

● ごはんの栄養価を比較してみましょう！

精白米ごはんとたんぱく質調整ごはんの栄養価は、下記のとおりです。たんぱく質は、たんぱく質を$\frac{1}{35}$におさえたごはん180gと、精白米ごはん180gでは35倍異なります。

食品名	エネルギー(kcal)	たんぱく質(g)	カリウム(mg)	リン(mg)	塩分相当量(g)
精白米ごはん 150g	252	3.8	44	51	0
精白米ごはん 180g	302	4.5	52	61	0
たんぱく質調整（$\frac{1}{5}$）ごはん1パック180g	292	0.9	0.4	27	0.01
たんぱく質調整（$\frac{1}{10}$）ごはん1パック180g	292	0.4	0.4	27	0.01
たんぱく質調整（$\frac{1}{25}$）ごはん1パック180g	292	0.2	0.4	27	0.01
たんぱく質調整（$\frac{1}{35}$）ごはん1パック180g	299	0.13	0.4	22	0.01

栄養価一覧

				掲載（ページ）	エネルギー(kcal)	たんぱく質(g)	脂質(g)	炭水化物(g)	カリウム(mg)	リン(mg)	食塩相当量(g)
1章 春夏秋冬の献立	春の献立	1	初ガツオと竹の子とふきの炊き合わせ	11	117	17.1	0.5	9.2	418	262	0.8
			竹の子のケチャップ煮	12	55	1.2	4.1	3.1	68	19	0.8
			竹の子の炊き込みごはん	12	385	8.4	3.0	75.0	136	131	1.0
			献立合計	10	557	26.7	7.6	87.3	622	412	2.6
		2	サンドイッチ3種	15	779	22.2	41.5	77.8	458	268	3.7
			コーンクリームスープ	16	142	3.7	9.1	11.1	206	91	0.8
			みかん	16	23	0.4	0.1	6.0	75	8	0
			献立合計	13	944	26.3	50.7	94.9	739	367	4.5
		3	タイかぶと煮	18	198	12.6	4.8	18.4	412	173	1.2
			オニオンリング	19	54	0.6	3.1	5.9	75	47	0.2
			フライドトマト	19	60	1.3	3.6	5.6	70	17	0
			豆ごはん	19	346	6.9	0.9	73.1	149	110	0.5
			献立合計	17	658	21.4	12.4	103.0	706	347	1.9
	夏の献立	1	ゴーヤーチャンプルー	21	380	19.2	25.6	14.5	539	258	1.7
			生春巻き	22	81	1.0	0	19.5	123	16	0.5
			精白米ごはん150g	20	252	3.8	0.5	55.7	44	51	0
			杏仁豆腐	22	106	1.8	4.7	15.3	130	49	0
			献立合計	20	819	25.8	30.8	105.0	836	374	2.2
		2	肉団子の酢豚風	24	438	14.3	28.9	27.9	473	144	1.2
			小松菜のナムル	25	47	1.2	4.2	1.5	216	32	0.3
			精白米ごはん150g	23	252	3.8	0.5	55.7	44	51	0
			ヨーグルトムース	25	168	2.6	14.4	6.6	78	45	0
			献立合計	23	905	21.9	48.0	91.7	811	272	1.5
		3	アジの南蛮漬け	27	205	10.8	10.3	14.9	303	140	0.9
			夏野菜のトースター焼き	28	174	2.5	15.3	8.3	406	58	0.4
			精白米ごはん150g	26	252	3.8	0.5	55.7	44	51	0
			献立合計	26	631	17.1	26.1	78.9	753	249	1.3
		4	カツオのカルパッチョ	30	137	13.4	7.6	2.8	261	154	0.6
			夏野菜のラタトゥイユ	31	104	1.4	7.2	9.4	278	41	0.8
			ガーリックトースト	31	246	5.9	8.9	35.3	84	50	1.2
			献立合計	29	487	20.7	23.7	47.5	623	245	2.6

『日本食品標準成分表 2015 年版（七訂）』（文部科学省）に基づいて算出しています。
同書に記載のない食品は、それに近い食品（代用品）の数値で算出しました。
1 人分（1 回分）あたりの成分値です。市販品は、メーカーから公表された成分値のみ合計しています。
数値の合計の多少の相違は計算上の端数処理によるものです。

			掲載（ページ）	エネルギー(kcal)	たんぱく質(g)	脂質(g)	炭水化物(g)	カリウム(mg)	リン(mg)	食塩相当量(g)
秋の献立	1	鶏肉の照り焼き	33	189	11.2	11.5	7.1	364	129	1.0
		きのこのソテー	34	105	2.4	9.4	5.0	281	70	1.1
		かぼちゃのオイル焼き	34	86	0.8	5.6	8.2	181	18	0.1
		精白米ごはん 150g	32	252	3.8	0.5	55.7	44	51	0
		献立合計	32	632	18.2	27.0	76.0	870	268	2.2
	2	サンマの梅干し煮	36	210	11.4	14.3	5.7	277	121	1.0
		きのこの炊き込みごはん	37	403	10.6	5.8	73.5	248	168	0.4
		みたらし団子	37	97	1.5	0.2	21.3	21	19	0.4
		献立合計	35	710	23.5	20.3	100.5	546	308	1.8
	3	サバのカレームニエル	39	390	14.7	28.8	15.9	567	180	1.2
		ブロッコリーのおかかあえ	40	34	4.8	0.9	3.0	216	74	0.4
		柿なます	40	58	0.6	0.7	13.1	179	20	0
		精白米ごはん 150g	38	252	3.8	0.5	55.7	44	51	0
		献立合計	38	734	23.9	30.9	87.7	1006	325	1.6
	4	海鮮八宝菜	42	300	26.1	14.9	15.0	710	371	2.5
		ピーマンとじゃが芋の酢の物	43	98	1.4	3.7	15.2	277	36	0.3
		精白米ごはん 150g	41	252	3.8	0.5	55.7	44	51	0
		洋梨の赤ワイン煮	43	38	0.1	0	7.7	58	6	0
		献立合計	41	688	31.4	19.1	93.6	1089	464	2.8
冬の献立	1	シーフードホワイトシチュー	45	496	16.3	37.0	21.6	558	245	1.4
		シーザーサラダ	46	145	1.9	13.4	4.2	107	37	0.3
		精白米ごはん 150g	44	252	3.8	0.5	55.7	44	51	0
		カップケーキ（1 個分）	46	222	4.0	8.1	32.1	121	88	0.2
		献立合計	44	1115	26.0	59.0	113.6	830	421	1.9
	2	串カツ風	48	171	14.0	3.6	20.0	382	148	1.6
		冬野菜のしのだ巻き	49	92	4.4	3.6	10.8	385	91	0.7
		精白米ごはん 150g	47	252	3.8	0.5	55.7	44	51	0
		しょうが湯	49	17	0.1	0	4.6	17	2	0
		献立合計	47	532	22.3	7.7	91.1	828	292	2.3
	3	牛肉八幡巻き	51	220	11.6	9.5	20.0	478	136	1.3
		お煮しめ	52	282	9.5	10.6	35.5	790	161	1.8
		菊花かぶら	52	41	0.3	0.1	9.0	126	13	0.5
		精白米ごはん 150g	50	252	3.8	0.5	55.7	44	51	0
		献立合計	50	795	25.2	20.7	120.2	1438	361	3.6

2章 低たんぱくごはん＆めん類の献立

			掲載（ページ）	エネルギー(kcal)	たんぱく質(g)	脂質(g)	炭水化物(g)	カリウム(mg)	リン(mg)	食塩相当量(g)
ごはんの献立	1	手巻きずし6種	55	647	21.0	18.3	97.7	602	299	3.5
		葉ねぎのぬた	56	115	3.3	2.6	19.8	245	61	1.4
		いちごの粉砂糖がけ	56	25	0.4	0	6.4	68	12	0
		献立合計	54	787	24.7	20.9	123.9	915	372	4.9
	2	カレーチャーハン	58	481	7.7	14.3	79.3	243	105	1.0
		ミモザサラダ	59	127	5.0	9.4	5.8	264	87	0.6
		フルーツヨーグルト	59	90	1.7	1.2	18.3	128	44	0
		献立合計	57	698	14.4	24.9	103.4	635	236	1.6
	3	親子丼	61	496	14.3	11.8	79.4	287	212	2.1
		グリーンアスパラガスのおかかあえ	62	21	2.0	0.1	3.4	173	42	0.3
		ところてん	62	16	1.1	0.5	1.7	41	21	0.9
		献立合計	60	533	17.4	12.4	84.5	501	275	3.3
	4	飾りいなりずし2種	64	563	11.5	13.6	95.6	131	164	1.1
		マグロの山かけ	65	52	7.4	0.2	4.9	266	86	0.5
		青梗菜のお浸し	65	10	0.5	0	1.9	113	15	0.3
		献立合計	63	625	19.4	13.8	102.4	510	265	1.9
	5	サーモンと卵の押しずし	67	452	11.0	6.6	87.0	201	169	0.6
		ほうれん草と枝豆のピーナッツ白あえ	68	112	6.9	5.5	9.4	477	117	0.5
		くずまんじゅう	68	69	2.0	0.1	15.2	12	17	0
		献立合計	66	633	19.9	12.2	111.6	690	303	1.1
	6	キーマカレー	70	521	10.2	16.2	81.9	304	112	0.8
		ほうれん草と温泉卵のオーロラソースがけ	71	125	7.2	9.1	3.0	365	112	0.5
		ホワイトゼリー	71	55	0.4	0	13.4	15	10	0
		献立合計	69	701	17.8	25.3	98.3	684	234	1.3
	7	マグロづけ丼	73	510	11.7	16.7	76.1	219	161	0.5
		茶わん蒸し	74	127	11.8	5.7	6.0	307	163	0.7
		ふろふき大根	74	13	0.5	0.1	3.0	180	16	0.5
		献立合計	72	650	24.0	22.5	85.1	706	340	1.7
めん類の献立 そうめん	1	ベトナム風冷めん（フォー）	76	297	11.1	3.5	50.9	535	145	1.5
		にらたま	77	140	6.7	10.2	4.3	132	100	1.3
		黒ごまババロア（1個）	77	43	1.0	2.9	3.5	38	20	0
		献立合計	75	480	18.8	16.6	58.7	705	265	2.8
うどん	1	冷やしうどん	79	518	12.1	12.8	88.8	459	200	1.2
		かき揚げ2種	80	244	7.4	11.2	27.5	212	135	1.2
		あんみつ すいか添え	80	80	1.0	0.1	19.1	87	15	0
		献立合計	78	842	20.5	24.1	135.4	758	350	2.4
パスタ	1	ビーフシチュー	82	448	8.5	35.4	20.6	589	126	1.9
		玉ねぎとハムのバジルパスタ	83	235	3.7	8.1	36.9	91	83	1.0
		りんごのコンポート	83	57	0.1	0.2	13.7	66	7	0
		献立合計	81	740	12.3	43.7	71.2	746	216	2.9
	2	春野菜とツナのパスタ	85	606	12.7	20.8	93.0	365	171	1.7
		新じゃがのカレー風味素揚げ	86	173	1.8	10.2	18.3	437	45	0.3
		いちごヨーグルト	86	80	2.3	1.6	15.6	189	69	0.1
		献立合計	84	859	16.8	32.6	126.9	991	285	2.1

3章 単品レシピ集

			掲載（ページ）	エネルギー(kcal)	たんぱく質(g)	脂質(g)	炭水化物(g)	カリウム(mg)	リン(mg)	食塩相当量(g)
主菜	1	肉じゃが	88	340	13.3	14.6	37.2	876	177	1.6
	2	ピーマンとしいたけの肉詰め	89	355	15.3	22.7	21.1	499	146	1.9
	3	ギョーザ3種（焼きギョーザ）	90	324	11.8	19.0	23.8	300	99	1.6
	4	ギョーザ3種（スープギョーザ）	91	261	11.8	11.5	26.2	407	102	1.3
	5	ギョーザ3種（揚げギョーザ）	91	367	11.5	22.5	26.9	349	91	1.4
	6	サケのムニエル	92	387	16.4	27.5	17.2	644	209	1.2
	7	すき焼き	93	409	23.9	20.6	28.5	590	296	2.5
	8	筑前煮	94	188	8.8	9.8	16.0	378	131	0.6
	9	牛肉の野菜巻き	95	224	13.1	9.6	20.0	650	150	1.0
	10	麻婆豆腐	96	191	11.0	12.2	7.2	311	149	0.5
	11	天ぷら（アナゴ、野菜3種）	97	348	15.7	21.0	21.6	459	202	0.3
	12	サバ立田揚げのみぞれ煮	98	170	7.1	10.1	9.8	302	91	0.5
	13	タラのトマトソース煮	99	190	10.1	12.7	7.2	367	143	1.9
	14	新じゃがと葉ねぎのオムレツ	100	177	8.9	11.1	10.7	445	149	0.9
副菜	1	ポテトサラダ	101	245	4.1	19.1	14.3	289	72	1.0
	2	大根サラダ	101	46	0.5	3.6	3.0	115	15	0.4
	3	豆苗のごまあえ	102	58	3.6	3.0	4.8	138	62	0.4
	4	野菜とホタテのスープ煮	102	59	6.8	0.4	7.7	311	107	1.5
	5	さやいんげんとエリンギのソテー	103	43	1.5	3.2	3.9	190	42	0.3
	6	うどの梅肉サラダ	103	28	0.6	0.1	5.5	159	19	0.5
	7	冷ややっこ 梅じそ風味	104	45	3.8	2.1	2.5	142	64	0.5
	8	ゆず大根	104	24	0.4	0.1	6.3	220	13	0.1
	9	卵豆腐2種（鶏そぼろあんかけ）	105	183	12.9	8.9	9.4	215	151	0.9
	10	卵豆腐2種（もずく酢）	105	107	7.1	5.2	6.3	210	114	0.9
主食	1	オムライス	106	524	10.4	18.0	78.3	270	167	1.5
	2	なべ焼きうどん	107	387	20.4	13.1	42.1	367	236	2.4
	3	ちらしずし	108	402	14.6	7.7	65.3	195	175	1.7
デザート	1	バナナアイスキャンディ	109	88	2.2	2.0	16.4	219	58	0.1
	2	サイダーかん	109	49	0	0	12.9	2	0	0
	3	3色ぼたもち（きな粉）	110	198	0.6	0.8	46.8	48	27	0
	4	3色ぼたもち（あんこ）	110	162	0.9	0.4	38.9	32	23	0
	5	3色ぼたもち（桜もち風）	110	162	0.9	0.4	38.9	32	23	0

さくいん
（たんぱく質量別・食塩相当量別）

たんぱく質量別さくいん
【献立・単品】

【献立】

▼たんぱく質量10g以上
たんぱく質量12.3g	低たんぱくパスタの献立①…81	
たんぱく質量14.4g	低たんぱくごはんの献立②…57	

▼たんぱく質量15g以上
- たんぱく質量16.8g　低たんぱくパスタの献立②…84
- たんぱく質量17.1g　夏の献立③…26
- たんぱく質量17.4g　低たんぱくごはんの献立③…60
- たんぱく質量17.8g　低たんぱくごはんの献立⑥…69
- たんぱく質量18.2g　秋の献立①…32
- たんぱく質量18.8g　低たんぱくそうめんの献立①…75
- たんぱく質量19.4g　低たんぱくごはんの献立④…63
- たんぱく質量19.9g　低たんぱくごはんの献立⑤…66

▼たんぱく質量20g以上
- たんぱく質量20.5g　低たんぱくうどんの献立①…78
- たんぱく質量20.7g　夏の献立④…29
- たんぱく質量21.4g　春の献立③…17
- たんぱく質量21.9g　夏の献立②…23
- たんぱく質量22.3g　冬の献立②…47
- たんぱく質量23.5g　秋の献立②…35
- たんぱく質量23.9g　秋の献立③…38
- たんぱく質量24.0g　低たんぱくごはんの献立⑦…72
- たんぱく質量24.7g　低たんぱくごはんの献立①…54

▼たんぱく質量25g以上
- たんぱく質量25.2g　冬の献立③…50
- たんぱく質量25.8g　夏の献立①…20
- たんぱく質量26.0g　冬の献立①…44
- たんぱく質量26.3g　春の献立②…13
- たんぱく質量26.7g　春の献立①…10

▼たんぱく質量30g以上
- たんぱく質量31.4g　秋の献立④…41

【単品】

▼たんぱく質量1.0g以下
- たんぱく質量0.0g　サイダーかん…109
- たんぱく質量0.1g　しょうが湯…49
- たんぱく質量0.1g　洋梨の赤ワイン煮…43
- たんぱく質量0.1g　りんごのコンポート…83
- たんぱく質量0.3g　菊花かぶら…52
- たんぱく質量0.4g　いちごの粉砂糖がけ…56
- たんぱく質量0.4g　ホワイトゼリー…71
- たんぱく質量0.4g　みかん…16
- たんぱく質量0.4g　ゆず大根…104
- たんぱく質量0.5g　大根サラダ…101
- たんぱく質量0.5g　青梗菜のお浸し…65
- たんぱく質量0.5g　ふろふき大根…74
- たんぱく質量0.6g　うどの梅肉サラダ…103
- たんぱく質量0.6g　オニオンリング…19
- たんぱく質量0.6g　柿なます…40
- たんぱく質量0.6g　3色ぼたもち（きな粉）…110
- たんぱく質量0.8g　かぼちゃのオイル焼き…34
- たんぱく質量0.9g　3色ぼたもち（あんこ）…110
- たんぱく質量0.9g　3色ぼたもち（桜もち風）…110

▼たんぱく質量1.0g以上
- たんぱく質量1.0g　あんみつ すいか添え…80
- たんぱく質量1.0g　黒ごまババロア…77
- たんぱく質量1.0g　生春巻き…22
- たんぱく質量1.1g　ところてん…62
- たんぱく質量1.2g　小松菜のナムル…25
- たんぱく質量1.2g　竹の子のケチャップ煮…12
- たんぱく質量1.3g　フライドトマト…19
- たんぱく質量1.4g　夏野菜のラタトゥイユ…31
- たんぱく質量1.4g　ピーマンとじゃが芋の酢の物…43
- たんぱく質量1.5g　さやいんげんとエリンギのソテー…103
- たんぱく質量1.5g　みたらし団子…37
- たんぱく質量1.7g　フルーツヨーグルト…59
- たんぱく質量1.8g　杏仁豆腐…22
- たんぱく質量1.8g　新じゃがのカレー風味素揚げ…86
- たんぱく質量1.9g　シーザーサラダ…46

▼たんぱく質量2.0g以上
- たんぱく質量2.0g　くずまんじゅう…68
- たんぱく質量2.0g　グリーンアスパラガスのおかかあえ…62

たんぱく質量2.2g	バナナアイスキャンディ…109		たんぱく質量11.0g	麻婆豆腐…96
たんぱく質量2.3g	いちごヨーグルト…86		たんぱく質量11.1g	ベトナム風冷めん（フォー）…76
たんぱく質量2.4g	きのこのソテー…34		たんぱく質量11.2g	鶏肉の照り焼き…33
たんぱく質量2.5g	夏野菜のトースター焼き…28		たんぱく質量11.4g	サンマの梅干し煮…36
たんぱく質量2.6g	ヨーグルトムース…25		たんぱく質量11.5g	飾りいなりずし2種…64
たんぱく質量3.3g	葉ねぎのぬた…56		たんぱく質量11.5g	ギョーザ3種（揚げギョーザ）…91
たんぱく質量3.6g	豆苗のごまあえ…102		たんぱく質量11.6g	牛肉八幡巻き…51
たんぱく質量3.7g	コーンクリームスープ…16		たんぱく質量11.7g	マグロづけ丼…73
たんぱく質量3.7g	玉ねぎとハムのバジルパスタ…83		たんぱく質量11.8g	ギョーザ3種（スープギョーザ）…91
たんぱく質量3.8g	冷ややっこ　梅じそ風味…104		たんぱく質量11.8g	ギョーザ3種（焼きギョーザ）…90
たんぱく質量4.0g	カップケーキ…46		たんぱく質量11.8g	茶わん蒸し…74
たんぱく質量4.1g	ポテトサラダ…101		たんぱく質量12.1g	冷やしうどん…79
たんぱく質量4.4g	冬野菜のしのだ巻き…49		たんぱく質量12.6g	タイかぶと煮…18
たんぱく質量4.8g	ブロッコリーのおかかあえ…40		たんぱく質量12.7g	春野菜とツナのパスタ…85

▼ **たんぱく質量5.0g以上**

たんぱく質量5.0g	ミモザサラダ…59		たんぱく質量12.9g	卵豆腐2種（鶏そぼろあんかけ）…105
たんぱく質量5.9g	ガーリックトースト…31		たんぱく質量13.1g	牛肉の野菜巻き…95
たんぱく質量6.7g	にらたま…77		たんぱく質量13.3g	肉じゃが…88
たんぱく質量6.8g	野菜とホタテのスープ煮…102		たんぱく質量13.4g	カツオのカルパッチョ…30
たんぱく質量6.9g	ほうれん草と枝豆のピーナッツ白あえ…68		たんぱく質量14.0g	串カツ風…48
たんぱく質量6.9g	豆ごはん…19		たんぱく質量14.3g	親子丼…61
たんぱく質量7.1g	サバ立田揚げのみぞれ煮…98		たんぱく質量14.3g	肉団子の酢豚風…24
たんぱく質量7.1g	卵豆腐2種（もずく酢）…105		たんぱく質量14.6g	ちらしずし…108
たんぱく質量7.2g	ほうれん草と温泉卵のオーロラソースがけ…71		たんぱく質量14.7g	サバのカレームニエル…39
たんぱく質量7.4g	かき揚げ2種…80		たんぱく質量15.3g	ピーマンとしいたけの肉詰め…89
たんぱく質量7.4g	マグロの山かけ…65		たんぱく質量15.7g	天ぷら（アナゴ、野菜3種）…97
たんぱく質量7.7g	カレーチャーハン…58		たんぱく質量16.3g	シーフードホワイトシチュー…45
たんぱく質量8.4g	竹の子の炊き込みごはん…12		たんぱく質量16.4g	サケのムニエル…92
たんぱく質量8.5g	ビーフシチュー…82		たんぱく質量17.1g	初ガツオと竹の子とふきの炊き合わせ…11
たんぱく質量8.8g	筑前煮…94		たんぱく質量19.2g	ゴーヤーチャンプルー…21
たんぱく質量8.9g	新じゃがと葉ねぎのオムレツ…100			
たんぱく質量9.5g	お煮しめ…52			

▼ **たんぱく質量20g以上**

			たんぱく質量20.4g	なべ焼きうどん…107

▼ **たんぱく質量10g以上**

たんぱく質量10.1g	タラのトマトソース煮…99		たんぱく質量21.0g	手巻きずし6種…55
たんぱく質量10.2g	キーマカレー…70		たんぱく質量22.2g	サンドイッチ3種…15
たんぱく質量10.4g	オムライス…106		たんぱく質量23.9g	すき焼き…93
たんぱく質量10.6g	きのこの炊き込みごはん…37		たんぱく質量26.1g	海鮮八宝菜…42
たんぱく質量10.8g	アジの南蛮漬け…27			
たんぱく質量11.0g	サーモンと卵の押しずし…67			

食塩相当量別さくいん
【献立・単品】

【献立】

▼ 食塩相当量 1.0g 以上

食塩相当量 1.1g	低たんぱくごはんの献立⑤…66
食塩相当量 1.3g	低たんぱくごはんの献立⑥…69
食塩相当量 1.3g	夏の献立③…26
食塩相当量 1.5g	夏の献立②…23
食塩相当量 1.6g	秋の献立③…38
食塩相当量 1.6g	低たんぱくごはんの献立②…57
食塩相当量 1.7g	低たんぱくごはんの献立⑦…72
食塩相当量 1.8g	秋の献立②…35
食塩相当量 1.9g	低たんぱくごはんの献立④…63
食塩相当量 1.9g	春の献立③…17
食塩相当量 1.9g	冬の献立①…44

▼ 食塩相当量 2.0g 以上

食塩相当量 2.1g	低たんぱくパスタの献立②…84
食塩相当量 2.2g	秋の献立①…32
食塩相当量 2.2g	夏の献立①…20
食塩相当量 2.3g	冬の献立②…47
食塩相当量 2.4g	低たんぱくうどんの献立①…78
食塩相当量 2.6g	夏の献立④…29
食塩相当量 2.6g	春の献立①…10
食塩相当量 2.8g	秋の献立④…41
食塩相当量 2.8g	低たんぱくそうめんの献立①…75
食塩相当量 2.9g	低たんぱくパスタの献立①…81

▼ 食塩相当量 3.0g 以上

食塩相当量 3.3g	低たんぱくごはんの献立③…60
食塩相当量 3.6g	冬の献立③…50

▼ 食塩相当量 4.0g 以上

食塩相当量 4.5g	春の献立②…13
食塩相当量 4.9g	低たんぱくごはんの献立①…54

【単品】

▼ 食塩相当量 0g

食塩相当量 0g	杏仁豆腐…22
食塩相当量 0g	あんみつ すいか添え…80
食塩相当量 0g	いちごの粉砂糖がけ…56
食塩相当量 0g	柿なます…40
食塩相当量 0g	くずまんじゅう…68
食塩相当量 0g	黒ごまババロア…77
食塩相当量 0g	サイダーかん…109
食塩相当量 0g	3色ぼたもち(あんこ)…110
食塩相当量 0g	3色ぼたもち(きな粉)…110
食塩相当量 0g	3色ぼたもち(桜もち風)…110
食塩相当量 0g	しょうが湯…49
食塩相当量 0g	フライドトマト…19
食塩相当量 0g	フルーツヨーグルト…59
食塩相当量 0g	ホワイトゼリー…71
食塩相当量 0g	みかん…16
食塩相当量 0g	洋梨の赤ワイン煮…43
食塩相当量 0g	ヨーグルトムース…25
食塩相当量 0g	りんごのコンポート…83

▼ 食塩相当量 0.1g 以上

食塩相当量 0.1g	いちごヨーグルト…86
食塩相当量 0.1g	かぼちゃのオイル焼き…34
食塩相当量 0.1g	バナナアイスキャンディ…109
食塩相当量 0.1g	ゆず大根…104
食塩相当量 0.2g	オニオンリング…19
食塩相当量 0.2g	カップケーキ…46
食塩相当量 0.3g	グリーンアスパラガスのおかかあえ…62
食塩相当量 0.3g	小松菜のナムル…25
食塩相当量 0.3g	さやいんげんとエリンギのソテー…103
食塩相当量 0.3g	シーザーサラダ…46
食塩相当量 0.3g	新じゃがのカレー風味素揚げ…86
食塩相当量 0.3g	青梗菜のお浸し…65
食塩相当量 0.3g	天ぷら(アナゴ、野菜3種)…97
食塩相当量 0.3g	ピーマンとじゃが芋の酢の物…43
食塩相当量 0.4g	きのこの炊き込みごはん…37
食塩相当量 0.4g	大根サラダ…101
食塩相当量 0.4g	豆苗のごまあえ…102
食塩相当量 0.4g	夏野菜のトースター焼き…28
食塩相当量 0.4g	ブロッコリーのおかかあえ…40

| 食塩相当量0.4g みたらし団子…37

▼ **食塩相当量0.5g以上**

| 食塩相当量0.5g | うどの梅肉サラダ…103
| 食塩相当量0.5g | 菊花かぶら…52
| 食塩相当量0.5g | サバ立田揚げのみぞれ煮…98
| 食塩相当量0.5g | 生春巻き…22
| 食塩相当量0.5g | 冷ややっこ　梅じそ風味…104
| 食塩相当量0.5g | ふろふき大根…74
| 食塩相当量0.5g | ほうれん草と枝豆のピーナッツ白あえ…68
| 食塩相当量0.5g | ほうれん草と温泉卵の
　　　　　　　　オーロラソースがけ…71
| 食塩相当量0.5g | 麻婆豆腐…96
| 食塩相当量0.5g | マグロづけ丼…73
| 食塩相当量0.5g | マグロの山かけ…65
| 食塩相当量0.5g | 豆ごはん…19
| 食塩相当量0.6g | カツオのカルパッチョ…30
| 食塩相当量0.6g | サーモンと卵の押しずし…67
| 食塩相当量0.6g | 筑前煮…94
| 食塩相当量0.6g | ミモザサラダ…59
| 食塩相当量0.7g | 茶わん蒸し…74
| 食塩相当量0.7g | 冬野菜のしのだ巻き…49
| 食塩相当量0.8g | キーマカレー…70
| 食塩相当量0.8g | コーンクリームスープ…16
| 食塩相当量0.8g | 竹の子のケチャップ煮…12
| 食塩相当量0.8g | 夏野菜のラタトゥイユ…31
| 食塩相当量0.8g | 初ガツオと竹の子とふきの炊き合わせ…11
| 食塩相当量0.9g | アジの南蛮漬け…27
| 食塩相当量0.9g | 新じゃがと葉ねぎのオムレツ…100
| 食塩相当量0.9g | ところてん…62
| 食塩相当量0.9g | 卵豆腐2種（鶏そぼろあんかけ）…105
| 食塩相当量0.9g | 卵豆腐2種（もずく酢）…105

▼ **食塩相当量1.0g以上**

| 食塩相当量1.0g | カレーチャーハン…58
| 食塩相当量1.0g | 牛肉の野菜巻き…95
| 食塩相当量1.0g | サンマの梅干し煮…36
| 食塩相当量1.0g | 竹の子の炊き込みごはん…12
| 食塩相当量1.0g | 玉ねぎとハムのバジルパスタ…83
| 食塩相当量1.0g | 鶏肉の照り焼き…33
| 食塩相当量1.0g | ポテトサラダ…101
| 食塩相当量1.1g | 飾りいなりずし2種…64

| 食塩相当量1.1g | きのこのソテー…34
| 食塩相当量1.2g | かき揚2種…80
| 食塩相当量1.2g | ガーリックトースト…31
| 食塩相当量1.2g | サケのムニエル…92
| 食塩相当量1.2g | サバのカレームニエル…39
| 食塩相当量1.2g | タイかぶと煮…18
| 食塩相当量1.2g | 肉団子の酢豚風…24
| 食塩相当量1.2g | 冷やしうどん…79
| 食塩相当量1.3g | 牛肉八幡巻き…51
| 食塩相当量1.3g | ギョーザ3種（スープギョーザ）…91
| 食塩相当量1.3g | にらたま…77
| 食塩相当量1.4g | ギョーザ3種（揚げギョーザ）…91
| 食塩相当量1.4g | シーフードホワイトシチュー…45
| 食塩相当量1.4g | 葉ねぎのぬた…56

▼ **食塩相当量1.5g以上**

| 食塩相当量1.5g | オムライス…106
| 食塩相当量1.5g | ベトナム風冷めん（フォー）…76
| 食塩相当量1.5g | 野菜とホタテのスープ煮…102
| 食塩相当量1.6g | ギョーザ3種（焼きギョーザ）…90
| 食塩相当量1.6g | 串カツ風…48
| 食塩相当量1.6g | 肉じゃが…88
| 食塩相当量1.7g | ゴーヤーチャンプルー…21
| 食塩相当量1.7g | ちらしずし…108
| 食塩相当量1.7g | 春野菜とツナのパスタ…85
| 食塩相当量1.8g | お煮しめ…52
| 食塩相当量1.9g | タラのトマトソース煮…99
| 食塩相当量1.9g | ビーフシチュー…82
| 食塩相当量1.9g | ピーマンとしいたけの肉詰め…89

▼ **食塩相当量2.0g以上**

| 食塩相当量2.1g | 親子丼…61
| 食塩相当量2.4g | なべ焼きうどん…107

▼ **食塩相当量2.5g以上**

| 食塩相当量2.5g | 海鮮八宝菜…42
| 食塩相当量2.5g | すき焼き…93

▼ **食塩相当量3.5g以上**

| 食塩相当量3.5g | 手巻きずし6種…55
| 食塩相当量3.7g | サンドイッチ3種…15

監修 ● NPO法人 腎臓サポート協会
理事長 松村満美子

NHKのアナウンサーを経て、ジャーナリスト、評論家として活躍中。厚生労働省腎疾患対策検討会委員、高齢社会をよくする女性の会理事・運営委員、学会の委員など。著書に『続・腎不全でもあきらめない』（ミネルヴァ書房）ほか多数。

レシピ作成・栄養価計算 ● 田村智子

社会医療法人寿楽会 大野記念病院 管理栄養士、日本腎臓栄養代謝研究会前会長、千里金蘭大学生活科学部非常勤講師。NPO法人いつでもどこでも血液浄化インターナショナルの活動の一環で、カンボジアやベトナムにて腎臓・透析の栄養食事管理の講義なども行なう。

料理 ● 田村智子、松村満美子、椿栄里子、山下陽子、今井久美子
撮影 ● 難波純子、南都礼子、松島 均
アートディレクション ● 大薮胤美（フレーズ）
本文デザイン ● 横地綾子（フレーズ）
校閲 ● くすのき舎
編集 ● 平山祐子

患者さんいちおし
『そらまめ通信』の腎臓病ごはん

2017年12月10日　初版第1刷発行

発行者　香川明夫
発行所　女子栄養大学出版部
　　　　〒170-8481
　　　　東京都豊島区駒込3-24-3
　　　　電話　03-3918-5411（営業）
　　　　　　　03-3918-5301（編集）

振替　00160-3-84647
URL　http://www.eiyo21.com
印刷・製本　中央精版印刷株式会社

乱丁本、落丁本はお取り替えいたします。
本書の内容の無断転載、複写を禁じます。
また、本書を代行業者等の第三者に依頼して電子複製を行うことは一切認められておりません。

© NPO Kidney Support Association 2017
Printed in japan
ISBN 978-4-7895-1850-5